常見病藥膳調養叢書 2

高血壓

秦玖剛
李 浩　編著　四季飲食

U0121278

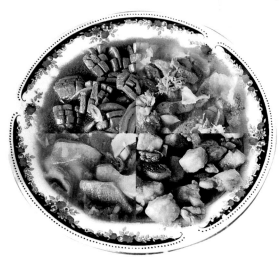

品冠文化出版社

國家圖書館出版品預行編目資料

高血壓四季飲食 / 秦玖剛 李浩 編著 ;. － 初版 －.
－ 初版 －臺北市：品冠文化，2003〔民 92〕
　面 ；21 公分－（常見病藥膳調養叢書；2）
ISBN 957-468-190-4（平裝）
1. 高血壓　2. 食物治療　3. 藥膳
415.332　　　　　　　　　　　　　　91021932

遼寧科學技術出版社授權中文繁體字版
【版權所有・翻印必究】

常見病藥膳調養叢書 ②

高血壓四季飲食

編 著 者 / 秦　玖　剛、李　浩
發 行 人 / 蔡　孟　甫
出 版 者 / 品冠文化出版社
社　　　址 / 台北市北投區（石牌）致遠一路 2 段 12 巷 1 號
電　　　話 / （02）28233123・28236031・28236033
傳　　　真 / （02）28272069
郵政劃撥 / 19346241
E－mail / dah_jaan@pchome.com.tw
登 記 證 / 北市建一字第 227242
承 印 者 / 深圳中華商務聯合印刷有限公司
地　　　址 / 深圳市福田區車公廟工業區 205 棟
初版 1 刷 / 2003 年（民 92 年）　2 月
ISBN 957-468-190-4

定價 / 200 元

●本書若有破損、缺頁敬請寄回本社更換●

前 言

　　食療是在中醫理論指導下，經過千百年實踐而形成的獨特的理論體系，為歷代醫家所推崇，也為歷代百姓所應用。在科學技術高度發達的今天，人們仍喜歡用食療來調整人體的陰陽平衡，補充營養物質，達到防病治病的目的。然而，食療並非對人人有益，有的疾病與飲食關係密切，有的疾病則關係不大，而且藥膳是不可以亂用的。因為中國一年四季的氣候變化較大，中醫學認為，乾燥的氣候容易傷腎，偏熱偏寒的氣候容易傷心肺，多風或大風的氣候容易傷肝，寒濕或濕熱的氣候容易傷脾胃，所以，應根據氣候變化特點，擇時進行補益。但是，如何做到合理安排病人飲食，怎樣用藥食兩用的物品做成藥膳，則是擺在人們面前的難題。為了滿足廣大讀者的願望，我們組織這方面的專家，編寫了這套"常見病藥膳調養叢書"。

　　這套叢書包括《脂肪肝四季飲食》、《高血壓四季飲食》、《慢性腎炎四季飲食》、《高脂血症四季飲食》、《慢性胃炎四季飲食》、《糖尿病四季飲食》、《癌症四季飲食》七個分冊。均由臨床經驗豐富的藥膳專家編寫、製作。這七種書不僅介紹了疾病的防治常識、疾病與飲食的關係、四季飲食膳方以及常用防治疾病的食物和藥物。還詳細介紹了每款膳食的原料、製作方法、食用方法以及功效主治，並配以彩色圖片。從而突出了可操作性和有效性，可使讀者能夠準確地使用補益類中藥，正確地製作防病膳食，安全地擇時應用，有利於強身保健。

　　人人需要健康，人人渴望健康，但實現人人健康，重要的是要從自己做起，要養成健康的習慣，調整心態，平衡飲食，加強鍛鍊。願本書能為您的健康提供幫助，成為您生活中的朋友。

編 著 者

目 錄

一 認識高血壓病

二 高血壓的危害

三 高血壓的保健與治療

四 高血壓病的飲食調養

五 介紹防治高血壓的中藥材

六　高血壓病的四季食膳

春季食膳

夏季食膳

一 認識高血壓病

1 高血壓病是怎麼回事

　　高血壓病是指收縮壓或舒張壓升高的臨床綜合症。該病是一種世界性的常見疾病。世界各國的患病率高達10%～20%，並可導致腦血管疾病、心臟和腎臟的病變，是危害人類健康的主要疾病。以血壓增高為主要臨床表現，稱原發性高血壓；在某些疾病中，高血壓作為症狀之一而出現，可為暫時性或為持久性。繼發性高血壓。因此，提及高血壓病，一般是指原發性高血壓。該病患者早期可出現頭痛、頭暈、心悸、失眠、記憶力減退等症狀，以頭痛較為常見，一般發生在前額或枕後部，呈搏動性疼痛。此時患者的血壓，因受精神和勞累的影響，波動性較大，適當休息可恢復至正常。到了中期或晚期，血壓高數據常停留在一定水平上，尤以舒張壓增高為明顯，並極可能伴發心臟、腎臟、大腦、眼底的病變。絕大部分高血壓病人病程進展緩慢，稱為緩進型的良性高血壓病。在40歲以下的青年中，有時會碰到突發性高血壓病例，病情迅速發展，舒張壓常超過17.3kPa（130mmHg），症狀明顯，導致心、腎功能衰竭以及高血壓腦病，需積極治療或搶救，這是急進型的惡性高血壓病。

　　目前，原發性高血壓病的發病機理尚未完全闡明，但是從流行病學結合實驗研究已發現多種與血壓升高有關的因素，其中與遺傳因素、精神因素、高脂飲食、社會職業、腎血管疾病和腎上腺病等因素有關。

2 哪些表現為高血壓病的症狀

緩進型高血壓病的症狀表現：患者常有頭痛，多發生在枕部，尤其發生在睡醒時，此外有頭昏、頭脹、失眠、健忘、耳鳴、眼花、記憶力減退、煩躁、乏力及心慌等症狀，並可有鼻出血、月經過多和眼球結膜下出血，少數有咯血等。隨病情發展，血壓明顯而持續升高，則出現腦、心、腎、眼底等器質性損害和功能性障礙並出現相應的臨床表現。

急進型高血壓病的症狀表現：其表現基本上與緩進型高血壓病相似，但是症狀更明顯、病情更嚴重和發展更迅速，包括視網膜病變和腎功能很快衰竭；血壓迅速升高，舒張壓多持續在17.33～18.66kPa（130～140mmHg）或更高；各種症狀明顯，常於數月至1～2年內出現嚴重的腦、心、腎損害，發生腦血管意外、心力衰竭和尿毒症，並常有視力模糊和失明，視網膜可發生出血、滲出和視乳頭水腫。最後多因尿毒症、腦血管意外和心力衰竭而死亡。

3 怎樣知道患有高血壓病

高血壓是指體循環動脈收縮期和（或）舒張期血壓持續增高，偶然一次增高並不能確診為高血壓，一般指連續同日3次增高（1999年世界衛生組織和國際高血壓聯盟制定的標準）。血壓正常：收縮壓≦17.3kPa（130mmHg）與舒張壓≦10.7kPa（80mmHg）；臨床高血壓：收縮壓18.8～21.2kPa（141～159mmHg）與（或）舒張壓12.1～12.5kPa（91～94mmHg）。

高血壓：收縮壓22.3kPa（160mmHg）與（或）舒張壓≧12.7kPa（95mmHg）。

除此之外，若伴有其他器官損害的症狀，又可將高血壓進行分期。根據1993年世界衛生組織對高血壓分期的新規定，確定了

Ⅰ、Ⅱ、Ⅲ期。Ⅰ期特徵：無器官損害客觀表現。Ⅱ期特徵：至少有一項器官損害表現，也就是Ｘ線（胸片）、心電圖或超聲提示左心室肥厚；視網膜、動脈變窄；蛋白尿或（和）血肌酐輕度升高（106～177毫摩爾/升）；超聲或Ｘ線示有動脈粥樣硬化斑塊（頸、主、骸脈動脈）。Ⅲ期特徵：出現器官損害的臨床表現，包括心臟出現心絞痛、心肌梗死、心力衰竭；腦部發生短暫腦缺血發作（TIA）、腦卒中、高血壓腦病；眼底檢查提示視網膜出血、滲出或伴視乳頭水腫；血液檢測腎臟功能發現血肌酐大於177毫摩爾/升或腎功能衰竭；檢測血管提示有動脈夾層、動脈閉塞性疾病。

因此，確定是否患有高血壓，必須到醫院經過醫生的檢查，切不可自行確診或濫用藥物。

4 高血壓的發生與哪些因素有關

高血壓的病因目前還不很清楚。據調查可能與以下幾種因素有關係：

（1）遺傳：父母均有高血壓其子女患高血壓的機會較多，是雙親血壓正常子女的5倍。所以許多人認為高血壓有遺傳傾向。但高血壓的遺傳因素，還必須要有環境因素的參與，高血壓才可能發生。

（2）食鹽量過高：鹽在人體內分解為大量的鈉離子和氯離子。鈉進入機體可使血壓升高。含鹽量高的食品主要是多種調味品，如醬油、醬菜、鹹魚、鹹菜等。

也有研究表明，鈣也參與血壓的調節，飲食中鈣不足也可使血壓升高。

（3）肥胖：肥胖和超重是高血壓發病的危險因素。肥胖人士高血壓發病率比瘦人為高，其原因可能是由於胖人的血容量、心排血量增加、神經內分泌活動增強等原因所致。國際公認用體重指數來表示個體超重和肥胖的程度。體重指數＝體重（千克）/身高 2（米 2），正常是 20～24。大於 25 為超重，大於 27 為肥胖。還有另一種方法：男子：〔身高（厘米）－110〕×0.95 千克；女子：〔身高（厘米）－110〕×1.05 千克；如體重超出標準的 20% 以上，即為肥胖；超出 10% 又不到 20% 者為超重。

（4）精神因素：研究發現當人處於緊張狀態、精神壓力很大時，大腦中樞會釋放大量的兒茶酚胺類物質，這些物質使心跳加快，外周小動脈收縮造成周圍阻力加大，導致血壓升高。

（5）職業因素：在工作緊張、注意力需要長時間高度集中和體力活動較少的職業中，尤其是以腦力勞動為主的職業中患病率為高。因此，長期腦力勞動的人在 40 歲以上應定時檢查血壓，及時發現高血壓，及早治療。

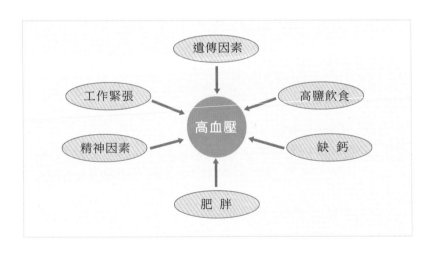

二 高血壓的危害

1 高血壓可怕在沒有症狀

　　高血壓通常沒有症狀，少數人可能有頭暈、頭痛等症狀，也有人印堂（兩眉中間）處常常發紅。很多人患高血壓多年，仍然不會發覺，有的人因突發腦出血，去醫院時才發現血壓很高，也有的人是在體檢時，發現了高血壓。所以人們稱高血壓為〝無聲殺手〞。

2 高血壓能引起腦出血

　　據報道，100個腦出血病人中有93人患有高血壓，高血壓引起腦出血具有死亡率高的特點。原因是高血壓可引起全身細小動脈痙攣，導致血管壁缺氧而增厚，管腔狹窄，彈性減退，加速血栓的形成。而某些部位的腦血管走向陡直，易於破裂出血，因而發生腦出血。

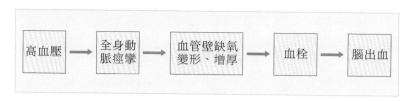

高血壓 → 全身動脈痙攣 → 血管壁缺氧變形、增厚 → 血栓 → 腦出血

3 高血壓病能引起高血壓性心臟病

　　高血壓病患者由於血壓長期而持續的升高，常可累及心臟，使心臟負荷加重。而心臟射血主要依靠左心室，久之，形成代償

性左心室肥厚。血壓越高，持續時間越長，左心室肥厚越明顯，出現的時間也越早。後期，可發生心臟功能減退而出現左心室擴張，進一步惡化可發生心功能衰竭。這種由於長期血壓升高而引起左心室逐漸肥厚和擴張形成的器質性心臟病，稱為高血壓性心臟病。

高血壓性心臟病一般出現在高血壓起病數年後，根據心功能變化情況可分為心功能代償期和心功能失代償期。在心功能代償期，病人可無明顯症狀或只感到心慌。但在心功能失代償期，則逐漸出現左心衰竭的症狀。開始時僅在勞累、飽食或說話過多時感到心悸、氣喘、咳嗽，以後逐漸加重，上述症狀呈陣發性發作，多表現為在夜間陣發性呼吸困難，痰中帶血，嚴重時可發生急性肺水腫，此時病人呈極度呼吸困難，咳嗽，咯白色或粉紅色泡沫樣痰，呈端坐位，口唇紫紺，醫生聽診可聽到雙肺濕性羅音和哮鳴音，心率快。

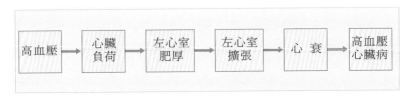

高血壓 → 心臟負荷 → 左心室肥厚 → 左心室擴張 → 心衰 → 高血壓心臟病

4 高血壓與動脈硬化的關係

據長期研究報道，動脈硬化的發生、發展與高血壓、高血脂、吸煙等因素密切相關。研究證實，高血壓患者動脈粥樣硬化程度比正常血壓者明顯加重，而且血壓越高，動脈粥樣硬化的程度越嚴重，發生心肌梗死和腦猝中的機會就越多。高血壓可以促進動脈粥樣硬化的發生、發展，反之，動脈粥樣硬化和高血壓又可互為因果，二者同時存在。廣泛動脈粥樣硬化可以導致老年人高血壓的發生。高血壓及動脈粥樣硬化是心、腦血管病變的兩大致病因素，必須進行綜合治療和採取預防措施，才能有效防止心、腦血管疾病。具體應做到：保持血壓正常、血脂正常、體重正常、戒除煙酒；同時還要調整飲食結構、加強身體鍛練。從青少年時期就開始預防，可以延緩動脈粥樣硬化和高血壓的發生。

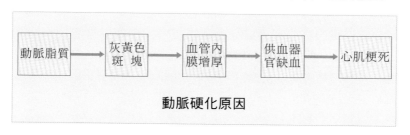

動脈脂質 → 灰黃色斑塊 → 血管內膜增厚 → 供血器官缺血 → 心肌梗死

動脈硬化原因

5 高血壓病能影響腎臟功能

長期高血壓可能累及腎臟，主要引起腎臟的細小動脈硬化，腎小球動脈發生玻璃樣變性和纖維化，使腎單位萎縮、消失，逐漸使腎臟功能下降。高血壓病早期在臨床上沒有明顯表現，到後期，當腎功能減退時，便出現多尿、夜尿多等症狀，說明腎臟濃縮功能降低。如果腎功能進一步減退，則出現尿少、血尿（肉眼看不到，顯微鏡下能見到）、蛋白尿、管型尿、酚紅排泄及尿素廓清障礙、血尿素氮及肌酐升高，最後可發生尿毒症，甚至導致死亡。

高血壓的死亡原因取決於它的併發症，如尿毒症、腦猝中、心力衰竭等。在中國以腦猝中為第一位，其次是心力衰竭和尿毒症。因此對高血壓的積極治療是降低高血壓病死亡率的關鍵。

6 高血壓腦病是怎麼回事

高血壓腦病是指在血壓突然或短期內明顯升高的同時，出現中樞神經功能障礙表現。其症狀特點主要為腦水腫和顱內高壓的臨床表現：先有血壓突然升高、頭痛、煩躁、惡心、嘔吐等症狀，繼之出現劇烈頭痛、噴射性嘔吐、心動過緩或心動過速、脈搏洪大、呼吸困難或減慢、視力障礙、黑蒙、抽搐、意識模糊，甚至昏迷。也可以出現暫時性偏癱、半身感覺障礙、失語等表現。檢查血壓時可發現收縮壓和舒張壓均顯著升高，但以舒張壓（低壓）升高更明顯。

高血壓腦病是發生於高血壓過程中的一種併發症，一旦發生，即應盡快採取緊急降壓措施降低血壓，情況便可望好轉，否則，可能因顱內壓升高造成不可逆轉的腦損害或發生腦疝而導致死亡。

7 高血壓與冠心病的關係

高血壓是冠心病的危險因子。大量的臨床資料都說明，血壓增高與冠心病有因果關係。血壓越高，以後發生冠心病的機會越多。可能是高血壓可引起冠狀動脈內皮細胞損傷並最終導致冠狀動脈粥樣斑塊形成，而且常與其他危險因素同時存在，並存的危險因素可能有協同作用，尤其是高血壓與高脂血症之間有相互增強的作用。

高血壓可以誘發或加重心絞痛，這是因為血壓的升高可使心臟負荷增加，心肌耗氧量增加，導致冠脈需氧與供氧不平衡。

高血壓可以引起心肌梗死。當存在冠脈病變時，血壓的升高可以觸發粥樣硬化斑塊破裂，血栓形成，堵塞冠脈，導致急性心肌梗死。因此，良好地控制血壓可以預防冠心病，減少冠心病發作並可防止意外事件的發生。

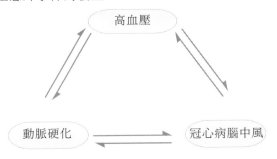

三 高血壓的保健與治療

1 應學會正確測量血壓

　　血壓正常的人經常測量可以預防高血壓，高血壓病人定期測量血壓可以隨時對血壓進行監測。測量血壓最好用水銀柱血壓計。怎樣正確測量血壓呢？ 應打開血壓計上蓋和貯汞瓶開關。 被測者應靜坐在桌旁的椅子上，把手臂輕鬆放在桌上，並成45度角，將手臂裸露至肩胛部。 將血壓計臂帶展平，使氣袋中部對着肱動脈，臂袋下緣抵達肘窩上3厘米處縛於上臂，臂袋不可縛得過鬆或過緊，一般應能使2個手指插到臂套下面為宜。 將聽診器探頭插入臂套下，要放在肱動脈上。 擰緊氣閥帽，用橡膠壓氣球向臂帶內緩慢打氣，並注意監聽。 加壓至聽診器內聽不到動脈搏動的聲音時，擰鬆氣閥帽，以每秒下降0.5kPa（3～4mmHg）的速度緩慢放出臂帶中空氣，使汞柱漸漸下降。注意監聽，當聽到第一個清晰的"啪啪"搏動音時，汞柱所反映的壓力值，即為收縮壓（高壓），隨着袖帶內壓力繼續下降，聲音在逐漸變化，當壓力降到心臟舒張壓以下時，聲音隨之消失，此時反映的壓力值，即舒張壓（低壓）。

◆ 測量血壓時注意事項

　　被測者應在安靜的環境裏，環境嘈雜會影響測量者的聽診。

　　被測者必須靜坐休息10分鐘以上。

　　因為人體血壓整天都在變化，所以應選擇在每天的同一時間進行測量。

　　被測者衣袖不可太緊，否則影響數值的準確性。

2 高血壓病人能飲酒嗎

高血壓病人最好不要喝酒。據報道，飲酒量與血壓之間存在著一定的關係，飲酒量的增多，血壓也逐漸升高。嗜酒者的心血管疾病發病率高達59%，死亡率比一般人高2～3倍，其中30%～50%的人死於心血管疾病。為了控制高血壓，應建議戒酒或適量飲酒。適量飲酒是指每天不超過1瓶啤酒；或4兩葡萄酒；或1兩白酒；或適量黃酒。奉勸那些有飲酒習慣的人最好戒掉。

3 高血壓病人的性生活

有關研究證實，血壓已得到控制的高血壓病人，性生活後收縮壓可上升2.67～4.00kPa（20～30mmHg），舒張壓升高不明顯。

性生活可以使心率、呼吸加速，血壓升高，肌肉緊張，耗氧量增加。這種活動對於已經控制的高血壓病人沒有太大問題。但對於合併有冠心病的病人來說，是有一定危險的。臨床上，在性生活過程中，確實有突然發生心肌梗死或腦中風，甚至猝死的人。為此，筆者建議在性生活之前，應當做到：

（1）血壓最好控制在18.7～20.0/12.0～13.3kPa(140～150/90～100mmHg)以下範圍內。

（2）有心絞痛或心肌梗死病史的人，性生活前舌下含服硝酸甘油片0.5毫克或口服心得安10毫克或倍他洛克25～50毫克，以避免發生嚴重心律失常。行房過程中如有胸悶、心絞痛或頭暈，應立即停止。

（3）高血壓性心臟病或冠心病引起的明顯的心律失常或心衰者，禁止性生活。

（4）性生活不可放縱，尤其是在發生心肌梗死後半年內應當節制。

4 適量飲茶對高血壓病人是有益的

飲茶可以防治高血壓和冠心病,尤其是綠茶。大量的科學研究證明,茶葉對防治高血壓、冠心病有良好效果。

茶葉中含有的維生素P,能改善微血管的通透性,可以有效地增強血管的抵抗能力,從而防止血管硬化;降低血液中的中性脂肪和膽固醇,促使體內纖維蛋白的溶解作用加大,從而起到抗凝血、防止動脈硬化的作用。

茶中含有的咖啡鹼具有利尿、平喘、強心、擴血管作用,可以治療高血壓、冠心病。而且還有增加胃液分泌、幫助消化和調節脂代謝作用。

應該注意的是,高血壓病人不宜飲濃茶,因濃茶中含有大量的咖啡鹼,能使心率加快,血壓升高,心律失常。

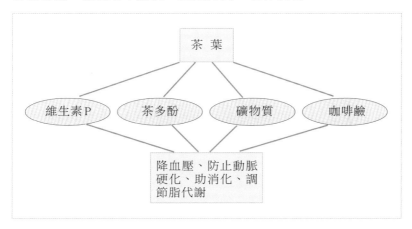

5 高血壓病人能吸煙嗎

煙草中的主要有害物質是尼古丁和一氧化碳,對人體危害較大。這些有害物質可以引發和加重動脈粥樣硬化的發生和發展;

還可以降低對人體有益的高密度脂蛋白膽固醇（有益的膽固醇），相反卻升高對人體有害的低密度脂蛋白膽固醇導致動脈硬化發生；能升高血液粘稠度，可以引起血氧明顯降低及刺激心臟興奮性升高，誘發冠狀動脈痙攣引起心絞痛發作、急性心肌梗死、心律失常，甚至室顫而猝死。有研究表明，吸煙人士的高血壓、腦猝中、冠心病的患病率均明顯高於不吸煙的人。而且，吸煙者既害己，又害人。因此，奉勸那些高血壓患者，請趕快戒煙。

6　怎樣預防高血壓

有高血壓病家族病史的人應定期進行檢查，做到早發現，早防治。

改善飲食習慣：降低鈉鹽攝入量，每天飲食中鈉鹽量應控制在 5 克左右。增加飲食中鉀、鈣、蛋白質的攝入。含鉀高的食物主要有新鮮蔬菜中的綠葉菜如菠菜、雪裏蕻等；豆類中的毛豆、豌豆等；水果中的香蕉、杏等。含鈣多的食物主要有牛奶和豆類。含優質蛋白質的食物有水產品、禽類及蛋清類等。

防止超重、肥胖：肥胖是高血壓的大敵。減肥可以通過兩種途徑：一是防止從飲食中攝入過多的熱量，減少含熱量高的食物如脂肪、糖、糕點，控制每日膽固醇攝入量應低於300毫克（約1個雞蛋黃），限制酒精的攝入。二是身體鍛練，減輕體重。適量運動還可以引起周圍血管擴張，增加鈉的排除而起到降壓作用。

保持良好的精神狀態：避免長期緊張、忙碌的精神狀態，保持積極、開朗、豁達、愉快的樂觀精神，對緩解高血壓有好處。

7　高血壓病人何時吃藥好

據報道，高血壓的治療是有時間性的，因為血壓在一天24小時內不是恆定的，是時時波動的。因此，降壓藥應“擇時”而吃，即應掌握一天中的血壓高峯值，在高峯值之前1～2小時服藥，降壓是最有效的。這就要求高血壓病人及其家屬應學會測血壓，每天測4～6次，連續10～15天，便可摸索出自己血壓的波動規律，並據此規律確定服藥時間。

另一點還需注意，即夜間一般高血壓患者血壓較低（血壓很高者例外），可不用服藥降壓了，若此時還服藥，會使血壓更低，並引起"反跳"，即第二天血壓反而上升。所以，最好別在臨睡前服藥。

8 血壓降了就能停藥嗎

有的人一旦血壓升高，就馬上服用降壓藥，而當血壓正常了，又馬上停藥，這些做法都是不對的。確診是否患了高血壓，必須請醫生來認定。即使真的患有高血壓，最好不要立即服用降壓藥，而應先進行"非藥物療法"，包括限制高鹽飲食，積極鍛練身體，調整心理狀態，多食富含鉀、鈣食物，進行積極的主動治療，若在治療3～6個月後，血壓還持高不下，則應考慮藥物治療。值得注意的是：只要服用了降壓藥，就不應停，血壓正常了，也要維持服量。若想停藥，必須由醫生確定。

四 高血壓病的飲食調養

在高血壓的發病過程中膳食營養因素佔據重要位置，食物所含成分不僅有升高血壓的因素，更有些成分能對抗遺傳或環境對血壓的有害作用。因此在預防和治療高血壓方面，膳食調養起着非常關鍵性的作用。

1 飲食宜淡不宜鹹

根據世界衛生組織的建議，每人每天攝鹽量應控制在 5 克以下。中國國民平均攝鹽量為 7～20 克之間，其中 90% 來源於食鹽，因此對高血壓患者來說，應特別注意。過多的鈉鹽的攝入可使血壓升高。

2 飲食宜鉀、鈣而不宜缺

鉀離子攝入不足是由於生活習慣造成的，一方面在於蔬菜、水果等富鉀飲食攝入不足，另一方面也與傳統的烹調方法有關，在蔬菜炒製過程中使鉀往往隨菜湯丟失。

中國的全國營養學會建議成人鈣供給量標準為每日 180 毫克。缺鈣的主要原因是動物性食品，尤其是奶類少，同時飲食品種單調，對富含鈣的豆類未充分利用。而鉀、鈣離子又是防止血壓升高的重要元素。

3 清淡飲食，少肥甘油膩

肥甘厚味（油膩）食物內含大量的飽和脂肪酸，而過多的飽和脂肪酸會使血壓升高。但是飲食也不宜過於清淡，植物油內飽和脂肪酸低，不飽和脂肪酸高，如果長期缺乏動物性食物會導致不飽和脂肪酸／飽和脂肪酸比值低，亦可使血壓升高。

4 宜進高蛋白飲食，少用低蛋白飲食

優質蛋白質可防止血壓升高。但是，大量攝入動物蛋白質和動物性脂肪，一方面可使血膽固醇上升，另一方面可使腎小球硬化和腎功能減退。所以增加蛋白質應以高蛋白素食為主。

5 甘淡可口，忌食辛辣

辛辣刺激的飲食可使血壓驟升，而甘淡飲食則提供人體充足的糖和微量元素，有利於防止高血壓。

6 心情舒暢，忌煙忌酒

煙酒刺激是血壓升高的一個因素，而養成良好的習慣和恬淡的心情則是防治高血壓的有效途徑。

7 春季吃什麼

春季是一年的開始之季，天氣逐漸轉暖，大地萬物復蘇，整個自然界生機盎然，氣溫變化較大，早晚和中午的溫差較大。風是春季的主氣，往往易患由風所致的一些疾病。從季節和臟腑相應的關係上說，春季和肝關係密切。肝為風木之臟，應於青色，為剛臟，往往乘脾犯胃，除了本身固有的疾病以外往往連及它臟，而這段時期是高血壓病的高發期或活躍期。高血壓病患者此期的預防和治療是很必要的，而飲食治療原則為首位，應着眼於：以清淡可口為主，忌食肥甘厚味和生冷油膩；多食新鮮蔬菜如春筍、菠菜、芹菜等，在動物性食品中，應少吃肥肉等高脂肪

食物。少食辛辣等刺激性食品，尤應少喝或不喝烈性酒。

8 夏季吃什麼

從立夏開始到立秋前一天這段時間稱為夏季。其氣候特點是氣候炎熱、氣溫高，往往酷暑難耐。同時，由於雨水較多而濕感重，故易形成濕熱高蒸，而人的消化功能容易減弱，對高血壓病患者來說應着眼於清淡爽口，少油膩，易消化食物，適當多吃些酸味或辛香的食物以增強食欲，以清熱消暑為原則。切忌貪涼飲冷而暴飲暴食；注意飲食衛生，預防傳染病；不食腐敗變質的食物，以防病從口入。

9 秋季吃什麼

從立秋至冬至前一天這段時間稱為秋季。秋天天高氣爽，大地呈現一片收穫的景象。但是秋風蕭瑟，秋風過後，寒氣又至。燥為秋之主氣，燥勝則乾，易使病者口乾、鼻乾、唇乾、咽乾、乾咳、皮膚乾等症狀。高血壓病患者在此季節應當適時調整情緒，因為遍地落葉和蕭瑟的秋風，往往會勾起人們情緒的波動。飲食上以清淡滋潤為主，食多汁多漿的富含維生素的酸甘之品，如銀耳、百合、大棗、桂圓、蓮子等。

10 冬季吃什麼

冬季的到來，萬物凋零，大地披上銀裝，萬物蟄藏，人體應隨季節的變化而變化，以封藏而不外泄為主，高血壓病患者飲食上應以富於營養的食物為主，既補陰又補陽，適當地選用具有溫熱性質動物類或植物類食物，但也不能過於滋膩。

五 介紹防治高血壓的中藥材

1 人 參

性味甘溫，大補元氣。含有多種皂甙和揮發油，多糖類，含維生素B_1、維生素B_2、維生素C等成分。對神經系統有良好的調節作用，有促進激素樣和強心的功能。能降低血糖，增強造血機能，增強腎上腺皮質功能，提高機體對外界適應能力及提高免疫功能。人參還能促進蛋白質的合成，抑制高膽固醇血症的發生。

2 黃 芪

性味甘溫，補中益氣。含有糖、葉酸和多種氨基酸等成分。能興奮中樞神經系統，有提神、抗疲勞及提高免疫功能，增強抗病能力，有強心利尿和降壓的作用。

3 山 藥

又稱淮藥和淮山藥。性味甘溫，能補益肺、脾。含有精氨酸、澱粉酶、皂苷、膽鹼等成分。

4 黨 參

含有糖、生物鹼、皂苷、維生素B_1、維生素B_2等成分。能興奮中樞神經，使精神振奮，消除疲勞；能增加紅細胞和血色素。並能增強免疫力。

5 白 朮

性味甘溫，具健脾益氣之功。含揮發油，油中主要成分為蒼朮醇和蒼朮酮，含有維生素 A 類物質，有保護肝臟、降低血糖、增強體力等作用。

6 大 棗

性味甘平，無毒，是健脾益氣之佳品。含有豐富的維生素，維生素 C 含量極高，而維生素 P 含量屬百果之冠。同時還有蛋白質、脂肪、有機酸、胡蘿蔔素、糖等。

7 當 歸

性味甘辛溫。有利血調經、活血止痛、潤腸通便的功能。含有葉酸、煙酸、維生素B_2、維生素 E 等成分。有抗貧血，改善微循環，增加冠狀動脈血流量等作用，對冠心病有防治作用，對肝臟有保護作用，防止肝糖原減少。

8 熟地黃

性甘而微溫，有補血、滋養肝腎的功效。內含地黃素、維生素 A 類物質，糖類和氨基酸等成分。有強心降血糖的作用，是養肝血、補腎陰的主要藥物。

9 何首烏

性味甘苦澀微溫，製首烏有補肝腎、益精血、烏鬚髮、延年益壽的功效，生首烏有潤腸通便之功。根據現代研究，首烏含蒽醌衍生物、卵磷脂以及腎上腺皮質類物質，對動脈硬化、高血壓、冠心病、高血脂症以及腦供血不足者有良好的效果。

10 枸杞子

性味甘平，有養陰補血，益精明目的功效，含有甜菜鹼和多種不飽和脂肪酸、氨基酸、維生素成分。有明顯的降血壓和降血糖的作用。現代研究表明，枸杞子能提高 T 淋巴細胞，增強免疫系統的功能，又能防治心血管病症、糖尿病等老年病。

11 龍眼肉

性味甘溫，有養心神補血的功效。主治心脾兩虛的心悸怔忡、失眠、記憶力減退等症。含有葡萄糖、蔗糖、酒石酸、腺嘌呤膽鹼、蛋白質等成分。

12 肉 桂

有溫中助陽、散寒止痛的功效。主要含揮發油，油中含桂皮醛、桂皮乙酸酯等。桂皮油能刺激胃腸道，促進消化機能，緩解胃腸痙攣性疼痛，排出積氣，並能增加血液循環。桂皮常用做調味品，桂枝為肉桂的嫩枝，有散寒解毒、調和營衛、溫經止痛、助陽化氣的作用。

13 菟絲子

性味辛甘平，有補腎益精、養肝明目的功效。含有糖苷、維生素 A 等，有激素樣作用。

14　淫羊藿

又名仙靈脾，性味辛溫，有補腎壯陽之力。含淫羊藿 、維生素E等，有激素樣作用。同時，發現其能擴張血管，對治療冠心病有效，對糖尿病亦有一定療效。

15　杜　仲

性味甘溫，有補肝腎、強筋骨、安胎的功效。含有樹脂、杜仲膠、糖苷、有機酸等，現代研究表明，杜仲有很好的降壓、降膽固醇的作用，一般炒用。

16　黃　精

有潤肺、滋腎、養胃之功。含有粘液質、澱粉和糖等成分。現代研究表明，黃精有提高人體T淋巴細胞的作用；還能降血糖、降膽固醇，對老年人心血管病、糖尿病有一定作用。

17　山茱萸

性味酸甘平，有養肝腎、斂陰止汗救脫之力。為滋陰補腎之要藥。含有維生素A、山茱萸苷、皂苷、鞣質、熊果酸、沒食子酸、蘋果酸、酒石酸等，有利尿和降壓的作用，對化療引起的細胞數目降低，有提高作用。

18　菊　花

辛甘微寒，有疏風清熱，平肝明目，解熱毒之功。含有揮發油菊苷、黃酮類、維生素A類物質及維生素B_1等。有鎮靜、解熱、降血壓、擴張冠狀動脈、增加冠狀動脈血流流量等作用。

19　梔　子

　　性味苦寒，有清熱利濕，清肝瀉火的功效。含有梔子苷、梔子次苷、梔子素、藏紅花酸、熊果酸、膽酸鞣質等。現代研究表明，梔子有解熱、鎮靜、降壓等作用。

20　山　楂

　　性味甘酸平，有清油膩，化肉積之功，含有豐富的酸類物質和維生素C，能促進胃液和膽汁的分泌，增加胃內酵素的作用。有降血糖、降血脂、降血壓、軟化血管的作用。

21　丹　參

　　含丹參酮甲、丹參酮乙、丹參酮丙、丹參醇Ⅰ、丹參醇Ⅱ、維生素E等，能改善微循環，提高機體耐鐵氧能力；能擴張冠狀動脈，增加冠狀動脈血流量，並能減緩心率。是治療高血壓、冠心病、慢性肝炎、肝脾腫大、癌症等的要藥。特別是配製藥膳，常服不厭。

22　川　芎

　　性味辛溫，有活血行氣、祛風止痛的功效。含有揮發油、生物鹼、內酯類、阿魏酸、川芎嗪等成分，有抗血小板凝聚的作用，能降低血小板表面活性抗血栓的形成，並對已形成的凝聚塊有解聚作用；有擴冠作用；有鎮靜、鎮痛和降壓作用。

六 高血壓病的四季食膳

春季食膳

1 龍眼薑棗湯

配 料

龍眼肉15粒，生薑5片，大棗15枚。

製 法

選用肉厚、個大、質細軟油潤、色棕黃、半透明、味道甜的龍眼肉洗淨；鮮生薑洗淨，刮去外皮，切片；大棗洗淨備用。把龍眼肉、生薑片和大棗一同放入鍋內，加水兩碗，煎湯一小碗即可。

用 法

早晚空腹溫服一小碗，可連用7日。

功 效

補氣養血。

主 治

適用於高血壓氣血兩虛所致的眩暈、心悸、氣短、倦怠乏力、少寐多夢等症。亦可用於貧血、腹瀉、神經衰弱等症。

來 源

民間驗方。

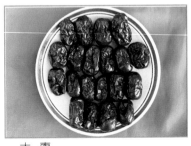

龍眼肉又叫桂圓，營養豐富，具有益心脾，補氣血，安神作用。

大 棗

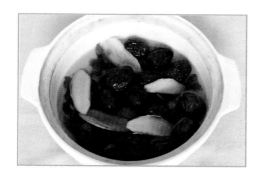

將龍眼肉、大
棗放入沙鍋中，加
薑片及水適量。

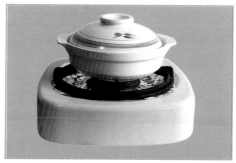

煎煮20分
鐘，加冰糖
調味。

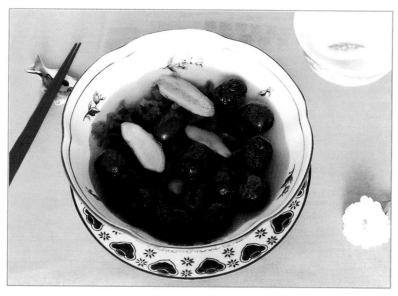

2 海參湯

配 料

　　海參 30 克，冰糖 10 克。

製 法

　　將海參泡發後切成條狀，放入鍋內加水適量，先用武火煮沸，再用文火慢煮至熟，然後加入冰糖即可。

用 法

　　每天早晨空腹飲用，常服。

功 效

　　滋補腎陰，平降肝陽。

主 治

　　適用於高血壓腎陰虧虛、肝木失養所致的眩暈、頭痛、倦怠乏力、腰膝酸軟、耳鳴、潮熱、盜汗等症。

來 源

　　經驗方。

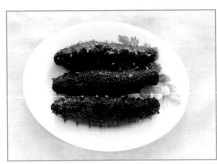

海參

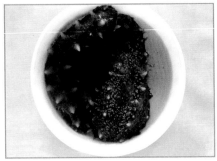

將海參洗淨，放入水中泡發。

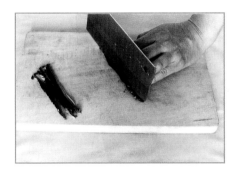

將發好的海參切成細條

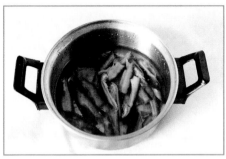

將切好的海參放入鍋內，加水適量，先用武火煮沸，再用文火煮熟，放入冰糖調味。

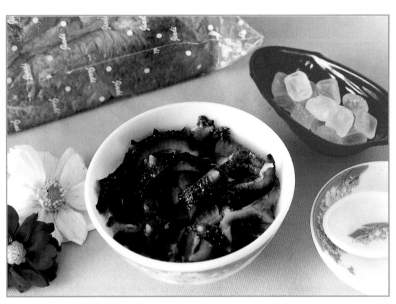

3 枸杞子粥

配料

　　枸杞子 20 克，粳米 50 克，白糖適量。

製法

　　將上述三種材料放入鍋內加水 500 克，用武火煮沸，然後用文火煮至米開花，湯稠時，停火再燜 5 分鐘即成。

用法

　　早餐、晚餐均可服之，常食。

功效

　　滋補肝腎，益精明目。

主治

　　適用於高血壓所致的眩暈目昏、耳鳴、腰膝酸軟、遺精疲乏等症。也可用於糖尿病等症。

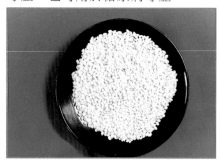

來源

　　民間驗方。

　　粳米就是大米，主要含有澱粉、蛋白質、維生素 B 族等，具有補中益氣，強壯肌肉，健脾和胃，除煩止渴等作用。

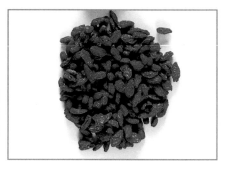

　　枸杞子性味甘平，是補肝腎之佳品，還可用於治消渴，能抑制脂肪在肝細胞內沉積。

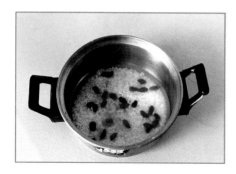

將淘淨的粳米與
洗淨的枸杞子放入
鍋中，加水適量。

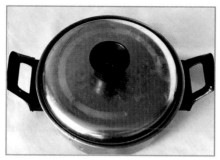

先用武火煮
沸，再用文火煮
至米開花，停火
燜 5 分鐘，放入
白糖調味。

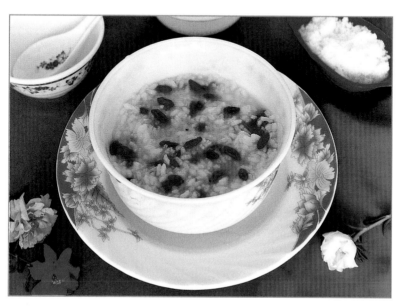

4 枸杞肉絲

配 料

　　枸杞子 50 克，瘦豬肉 250 克，熟青筍 50 克，熟豬油 50 克，精鹽 6 克，白糖 3 克，味精 2 克，紹酒 10 克，芝麻油 10 克，小豆粉 15 克，醬油 5 克。

製 法

　　將瘦豬肉洗淨，片去筋膜，切成長 7 厘米的絲，青筍切成同樣的細絲，枸杞子洗淨待用。將鍋燒熱，放入豬油，將肉絲、筍絲同時下鍋劃散，倒入料酒、白糖、醬油、鹽、湯、味精攪勻，投入枸杞子顛翻幾下，淋入芝麻油、攪勻起鍋即成。

用 法

　　佐餐服食。

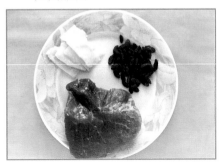

枸杞子、瘦豬肉、熟青筍。

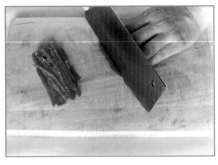

功 效

　　滋補肝腎。

主 治

　　適用於高血壓肝腎陰虧、肝陽上亢所致的眩暈、頭痛、耳鳴、腰膝酸軟、遺精、心煩少寐、入夜熱甚等症。

來 源

　　經驗方。

　　將豬肉洗淨，切成細絲，備用。

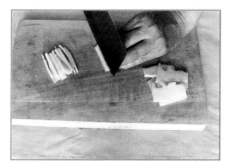

將青筍洗淨，切成細絲。

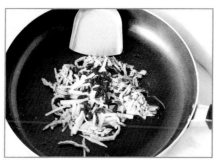

炒鍋燒熱，放油，將肉絲、筍絲放入鍋中翻炒，加調料及枸杞子，淋上麻油，出鍋。

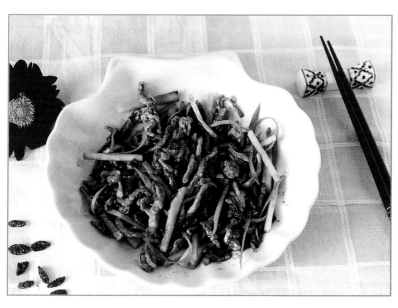

5 素炒三絲

配 料

芹菜 200 克，海帶 50 克，胡蘿蔔 100 克，植物油、精鹽、醬油、黃酒、茴香、味精、葱花各適量。

製 法

海帶用冷水浸泡 1 小時。洗淨後，再用溫水浸泡半小時。充分發漲後，切成大段，倒入小沙鍋內，加冷水浸沒。中火燉半小時，加黃酒1匙，醬油2匙，再改用小火慢燉半小時，離火冷卻，切絲備用。芹菜擇去根葉，洗淨，濾乾，約切成 3 厘米長備用。胡蘿蔔洗淨，先切片，後切絲。鐵鍋燒熱，將胡蘿蔔絲乾炒 8 分鐘，至八成熟，盛起，備用。將炒鍋置火上放植物油 2 匙，用中火燒熱油後，倒入芹菜。炒 5 分鐘，再倒入胡蘿蔔絲加精鹽、黃酒。繼續炒3分鐘後，倒入海帶絲，加水少許，燜炒5分鐘，撒入葱花、味精，盛碗。

用 法

佐餐服食。

功 效

清腎火，通血脈，平肝，消痰，降血壓，散結氣，降膽固醇。

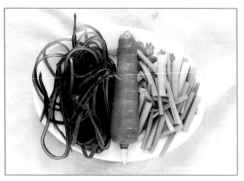

芹菜、海帶、胡蘿蔔。

主 治

適用於高血壓，還有預防癌症的作用。

來 源

民間菜譜。

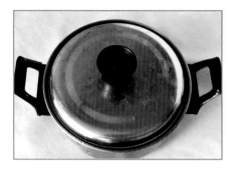

芹菜擇洗乾淨，切段，放入沸水中焯一下。

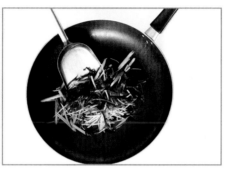

將海帶絲、胡蘿蔔絲、芹菜絲按製法操作，做成素炒三絲。

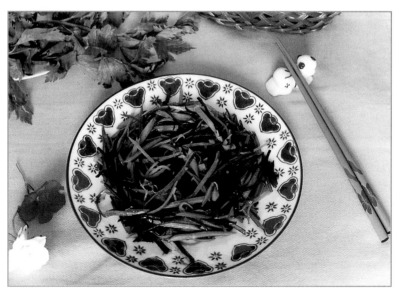

6 芹菜炒肉乾絲

配 料

芹菜500克，豬瘦肉150克，五香豆腐乾兩塊，植物油、細鹽、黃酒適量。

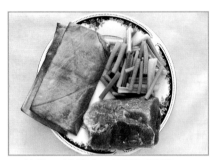
芹菜、 豬瘦肉、五香豆腐乾。

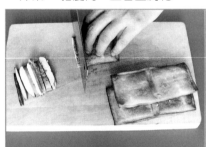
切豆腐乾

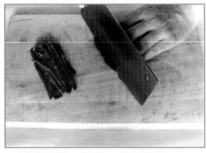
豬肉切絲，加鹽、黃酒拌勻。

製 法

芹菜洗淨切成3厘米長左右。豬瘦肉洗淨，切成肉絲，加細鹽、黃酒少許拌勻，備用。豆腐乾洗淨，切成絲。將炒鍋放火上，放入植物油2匙。用中火燒熱油後，先放入肉絲，拌炒2分鐘，再倒入豆腐乾絲，再加細鹽，略加水少許，燜炒5分鐘。最後放入芹菜，翻炒5分鐘，裝盤。

用 法

佐餐服食。

功 效

補虛明目，降壓通脈。

主 治

適用於高血壓及動脈硬化等症。

來 源

民間菜譜。

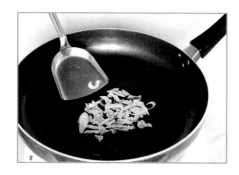

炒鍋放油，油熱後下肉絲翻炒。

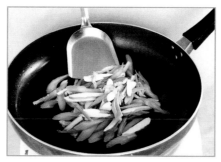

再下入豆腐乾絲，略加水翻炒，最後加芹菜絲，加調料，出鍋。

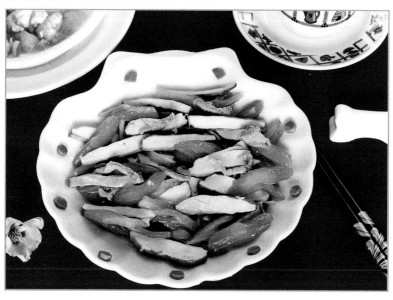

7 茼蒿蛋清湯

配 料

　　鮮茼蒿菜 500 克，雞蛋 4 個，麻油、食鹽各適量。

製 法

　　將鮮茼蒿菜擇去黃葉，洗淨，濾乾，放入鍋內加水適量，煮沸。再將雞蛋打碎去蛋黃，留下蛋清，攪勻後倒入鍋內，再煮片刻，加入食鹽、麻油調味即可。

用 法

　　佐餐食用，常食。

功 效

　　養心潤肺，化痰，消滯。

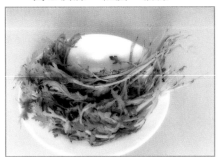

主 治

　　適用於高血壓痰濁中阻、清陽不升所致的眩暈、頭重如蒙、胸脘痞悶、惡心欲吐等症。

來 源

　　經驗方。

　　茼蒿含有多種維生素、氨基酸和微量元素。營養豐富，味道清香。具有補脾理肝，益胃化痰的功效。

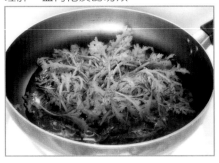

　　將茼蒿洗淨，去根，放入水中煮沸。

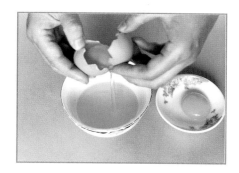

雞蛋打碎，取蛋清，備用。雞蛋營養豐富，具有滋陰潤燥，養血安胎，補虛功效。

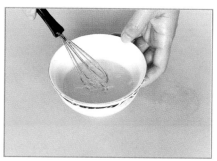

將蛋清攪勻後，倒入茼蒿湯中，加調味料。

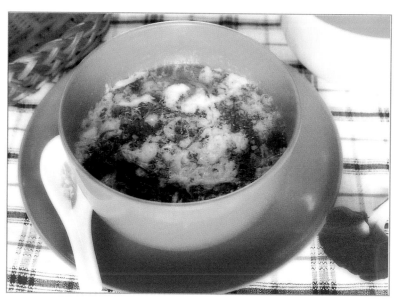

8 蔥燒海參

配 料

水發海參100克，清湯200克，油菜心2棵，料酒10克，濕玉米粉10克，雞油5克，熟豬油45克，蔥白120克，醬油、味精、食鹽各適量。

製 法

將水發海參洗淨，用開水焯一下，用熟豬油將蔥段炸黃，蔥油倒入60克，海參下鍋，加入清湯100克和以上調料的一半，用微火燉爛。海參撈出，放入大盤內。將菜心放在海參上。鍋內放清湯150克，下入餘下的調料、澱粉勾芡，淋上麻油60克，即成。

用 法

佐餐服食。

功 效

滋腎養肝。

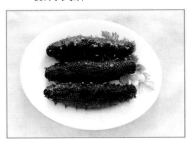

海參營養豐富，能補腎益精，養血潤燥，具有抗衰老作用。海參再生能力強，遇到敵人襲擊時，即把自己的內臟吐出來給敵人吃，又能再生新的內臟。

主 治

適用於高血壓肝腎陰虛所致的眩暈、耳鳴、潮熱、盜汗、五心煩熱、夜寐多夢等症。

來 源

經驗方。

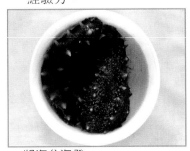

將海參泡發

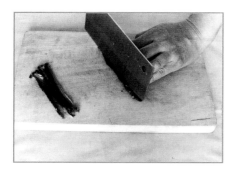

將水發海參切
成細條

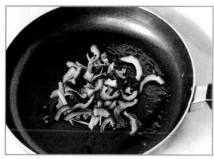

炒鍋放豬油，下
蔥、海參及一半調
料，微火燉爛。撈出
海參放入盤中，菜心
放於海參上。鍋中加
清湯150克，下入餘
下的調料勾芡，淋麻
油。

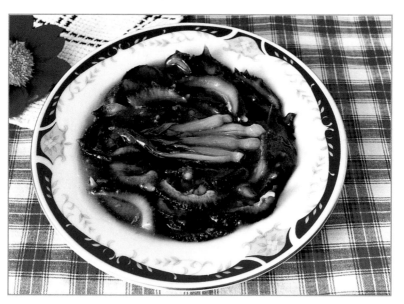

9 參芪羊肉羹

配 料

炙甘草15克，炙黃芪20克，黨參20克，山藥20克，羊肉500克，生薑15克，當歸身20克，蔥白3根，精鹽、黃酒、胡椒粉各適量。

製 法

將羊肉洗淨入沸水中燙一下去除膻味，撈出晾涼，切成小條；將黃芪、黨參、山藥、甘草、當歸，納入縫好的潔淨紗布袋中，備用。 將藥袋和羊肉條同時放入沙鍋內，加水適量，先用武火燒開，後加入黃酒、精鹽、蔥白、生薑改用文火慢燉；待羊肉酥爛時，撈出紗布藥袋棄之不用，放入胡椒粉適量，再煮5～7分鐘，即成。

用 法

以上為2日量，分3～6次服完。

功 效

溫補氣血，滋補強壯。

主 治

適用於高血壓氣血雙虧所致的眩暈、倦怠乏力、面色少華、形體瘦弱、形寒怕冷等症。

來 源

經驗方。

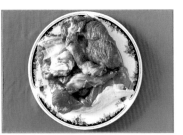

羊肉性溫熱，能益氣補虛，溫中暖下。冬天吃羊肉可促進血液循環，增溫禦寒。

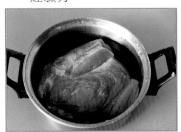

將羊肉洗淨，放入沸水中燙一下去除膻味。

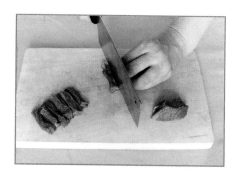

將羊肉切成
細條

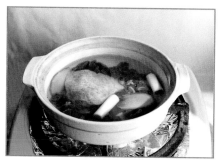

將黃芪、黨
參、山藥、甘
草包入紗布,
與羊肉條放入
沙鍋,文火燉
至羊肉熟爛。

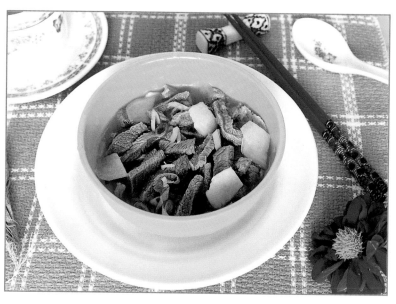

10 雞肝枸杞湯

配 料

水發銀耳20克，雞肝100克，枸杞子10克，菊花10克，料酒、生薑汁、食鹽、精鹽、味精、水澱粉、清湯各適量。

製 法

將雞肝洗淨，切成薄片，放入碗內，加水澱粉、料酒、生薑汁、食鹽拌勻待用。將銀耳洗淨，撕成小片，用清水浸泡待用，菊花、枸杞子洗淨待用。將沙鍋置火上，下入清湯，加料酒、薑汁、食鹽和味精，隨即下銀耳、雞肝、枸杞子燒沸，撇去浮沫，待雞肝剛熟，裝入碗內，將菊花撒入碗內即成。

用 法

佐餐服食。

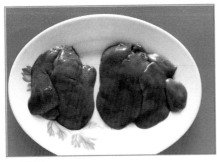

雞肝

功 效

補肝腎明目。

主 治

適宜於肝腎虧虛所致的眩暈、耳鳴、潮熱、盜汗、心煩易怒、夜寐多夢、兩目視物昏花、面色不華等症。

來 源

經驗方。

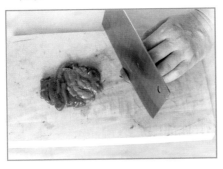

雞肝營養豐富，能補血益氣。將雞肝洗淨切成薄片。

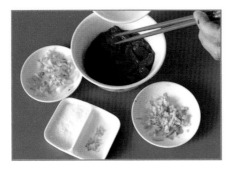

將雞肝片放碗內，加水澱粉、料酒、生薑汁、食鹽拌勻。

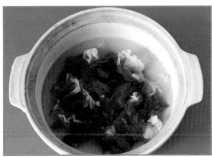

將沙鍋置火上，下清湯，加調味料，放入雞肝、銀耳、枸杞子，燉至雞肝熟時，即成。

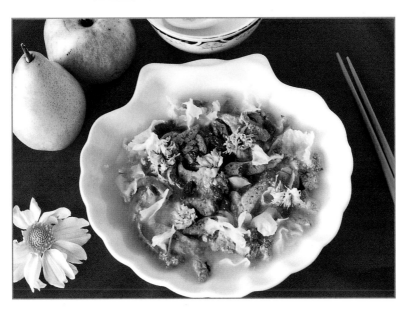

11 山藥羊肉湯

配料

　　羊肉 500 克，山藥 50 克，當歸 20 克，蔥油 30 克，生薑、胡椒粉、黃酒、精鹽各適量。

製法

　　將羊肉剔去筋膜，洗淨，略劃幾刀，切條再入沸水中焯去血水；蔥白洗淨切段，生薑拍破。羊肉、山藥放入鍋內，加清水適量及蔥白、薑、胡椒、黃酒、當歸，先用武火燒沸後撇去浮沫，再用文火將羊肉燉至酥爛，撈出後晾涼。加入鹽、味精調味即可。

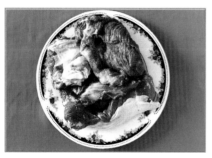

　　山藥具有健脾補肺，固腎益精作用；當歸具有補血活血，調經止痛作用。與羊肉一起燉，能健脾益胃。

用法

　　佐餐服食。

功效

　　健脾益胃，化痰去濁。

主治

　　適用於高血壓痰濁中阻所致頭目昏蒙、肢體沉重、胃飽悶、嘔吐惡心等症。

來源

　　經驗方。

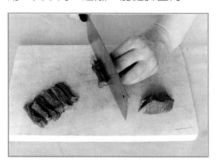

將羊肉洗淨，切成細條。

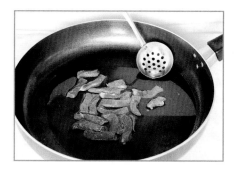

　將羊肉條放入
沸水中焯去血
水，備用。

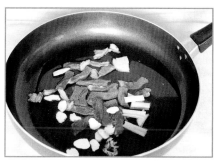

　將羊肉、山藥
放入鍋中，加清
水適量及蔥白、
薑、胡椒、當
歸，武火燒沸，
撇去浮沫，再用
文火燉至肉爛，
加調料。

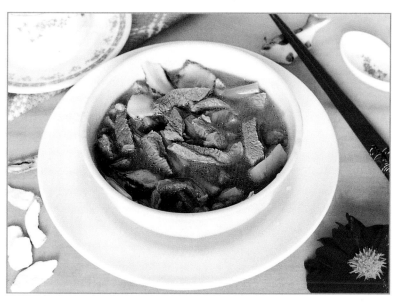

高血壓病的四季食膳 / 43 ●━━━

12 烏雞湯

配 料

　　烏雞一隻1500克，飴糖150克，生地150克。

製 法

　　選擇白毛烏雞一隻，無論公雞、母雞均可，宰殺後去毛及腸雜，洗淨。大生地酒洗後切片，飴糖拌和後，裝入雞肚內。縫好後放入小盆內。隔水蒸2小時至肉熟爛即可。

用 法

　　佐餐服食，或空腹服用。

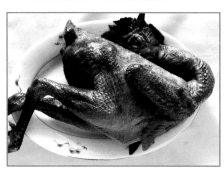

　　烏雞營養豐富，藥食兼用，可燉湯、可炒食，與藥物一起做成藥膳則更能發揮其療效。

功 效

　　補血養肝。

主 治

　　適用於高血壓肝血虧虛所致的眩暈、心悸、倦怠乏力、形體消瘦、少寐多夢易醒等症。

來 源

　　《仁壽錄》。

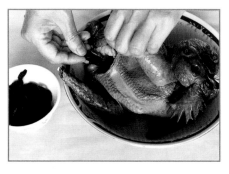

將生地裝入烏雞腹內

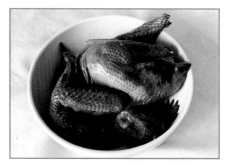

將裝有藥物的烏雞放入蒸盆中，加入調料。

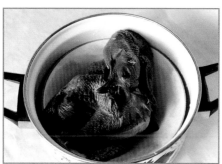

隔水蒸2小時至肉爛熟

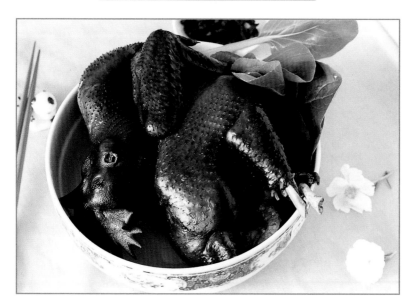

夏季食膳

1 芹菜菊花茶

配 料

芹菜 30 克，菊花 10 克。

製 法

將芹菜洗淨，切 3 厘米長的段，水煮 20 分鐘，過濾，用濾汁泡菊花。

用 法

代茶頻服。

功 效

芹菜具有清熱利水，解毒消腫的作用；菊花能疏散風熱，平肝明目。二者合用可平肝，涼血，息風。

主 治

適用於高血壓肝陽上亢所致的頭暈目眩、脹痛難忍、心煩易怒、煩躁不安、少寐多夢等。

來 源

經驗方。

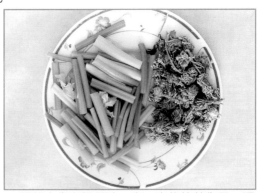

菊花中含有揮發油，有一定的抗菌作用，還能擴張冠狀動脈，增加冠脈血流量，並具有降壓作用。將芹菜洗淨，擇去葉，切成段。芹菜不僅能增加食欲，還有促進血液循環和健腦作用。

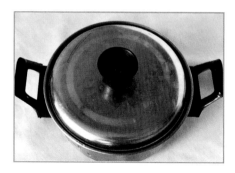

將切好的芹菜放入鍋中，加水適量，煎煮20分鐘，取汁。

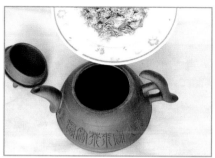

將菊花洗淨，放入茶壺，用熱的芹菜汁泡菊花，燜5～10分鐘。

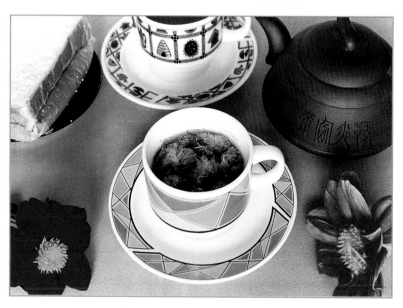

2 海帶冬瓜薏米湯

配 料

海帶 50 克，冬瓜 100 克，薏米 50 克，白糖適量。

製 法

將海帶用溫水發好，切成細絲備用；冬瓜去皮切成小塊，薏米淘洗乾淨後共同下鍋，加水適量，用武火煮沸，然後改用文火慢燉至湯成，即可。

用 法

每日 1 次，服時加上白糖。

功 效

清熱祛濕利水。

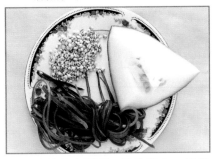

海帶能解毒消腫，清熱利水；冬瓜能清熱消暑；薏米能健脾益氣，清利濕熱。

主 治

適用於高血壓濕熱中阻，上擾頭目所致的頭痛眩暈、心煩不寐、口苦、咽乾、納差、小便不利等症。

來 源

經驗方。

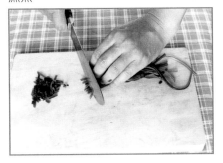

將海帶用溫水發好，切成細絲。 如果每天堅持食用海帶2克，對高血壓病人有很大益處。

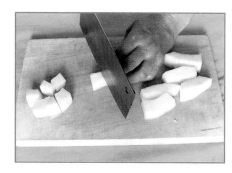

將冬瓜洗淨，
去皮切塊。

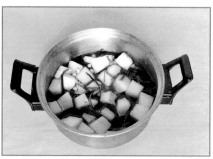

將薏米、冬
瓜塊、海帶絲
放入鍋中，加
水適量，武火
煮沸，文火燉
至湯成。

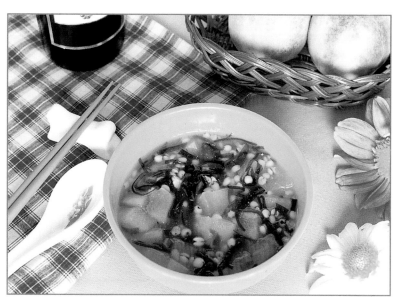

3 冬瓜煨草魚

配 料

冬瓜500克，草魚250克，生薑、葱、精鹽、植物油、味精、紹酒、醋各適量。

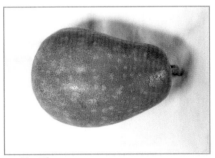

冬 瓜

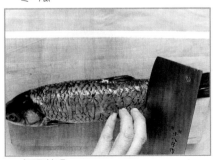

處理草魚

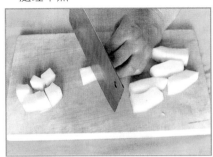

切冬瓜

製 法

先將草魚去鱗鰓和內臟並洗淨；冬瓜洗淨去皮切成長4厘米、寬3厘米的塊狀。再在鐵鍋內加植物油燒沸，將草魚放入鍋內煎至金黃色，加冬瓜、食鹽、生薑、葱、紹酒、醋、水各適量。沙鍋置武火上煮沸，移文火上燉至魚肉熟爛即成。食前加入味精。

用 法

佐餐服食。

功 效

滋陰潛陽，平肝息風。

主 治

適用肝陽上亢所致頭痛、眩暈、耳鳴眼花、失眠健忘、心煩易怒、多夢易醒等症。

來 源

《中國醫學報》。

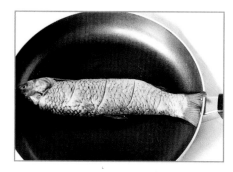

將草魚放入油鍋中煎至金黃色，加冬瓜、水及各種調料。

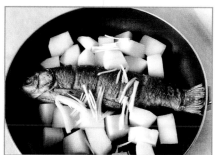

將煎好的魚與冬瓜，放入鍋中，武火煮沸，文火燉至魚熟。

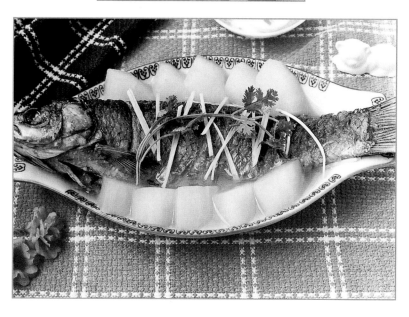

4 夏枯草燉豬肉

配 料

夏枯草 20 克，瘦豬肉 50 克。

製 法

將夏枯草洗淨，豬肉切薄片，入鍋內用文火煮燉。肉熟後，撈出夏枯草，加入調味料即成。

用 法

食肉喝湯，每日 1 次。

功 效

夏枯草具有清肝火，散鬱結作用；與瘦肉同燉，能更好地發揮清肝熱，降血壓的作用。

主 治

適用於高血壓肝經鬱熱型的患者，症見頭痛眩暈、耳鳴口苦、咽乾等症。

來 源

經驗方。

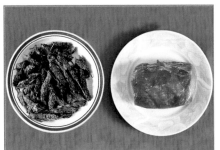

夏枯草是一種清熱中藥，具有降血壓作用。因其夏至就枯，故得其名。

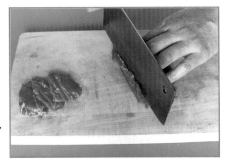

將豬肉洗淨，切成片。

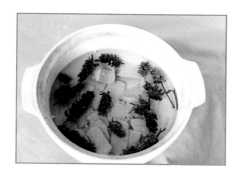

將洗淨的夏枯
草、豬肉片放入沙
鍋中，加水適量，
文火煮至肉熟，加
入調料。

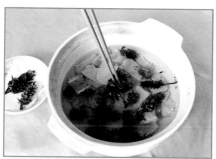

挑出夏枯
草，食肉、
喝湯。

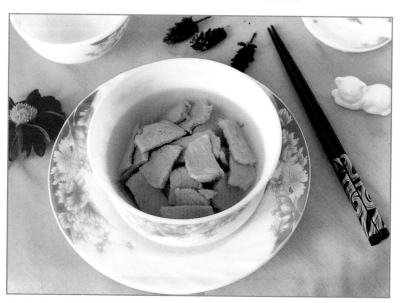

5 銀葉紅棗綠豆湯

配料
新鮮銀杏葉50克，大棗10枚，綠豆50克，冰糖適量。

製法
將綠豆淘洗乾淨；銀杏葉洗淨切碎；大棗用溫水浸泡片刻，洗淨備用。將切碎的銀杏葉放入沙鍋內，加水2大碗，小火燒開20分鐘（也可再加水煎煮），撈棄樹葉，加入大棗、綠豆、冰糖1匙，繼續煮約1小時，至綠豆熟爛即可。

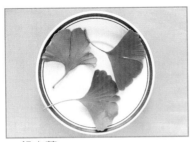

銀杏葉

用法
空腹服食，每次1小碗，每日2次。

功效
益氣養血，降壓解暑。

主治
適用於高血壓氣血不足所致眩暈、心悸、胸悶、倦怠乏力、少寐多夢等症。

來源
經驗方。

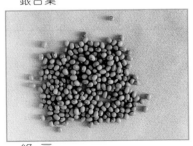

綠豆

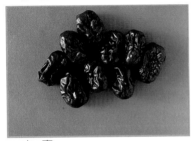

大棗

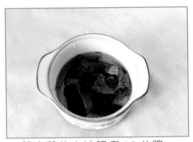

銀杏葉放入沙鍋煮20分鐘

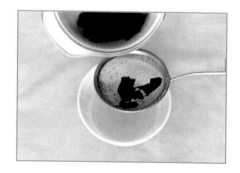

將銀杏葉煎煮兩次，過濾，濾液合併。注意方中所用的銀杏葉應去藥店購買，勿自行採摘。

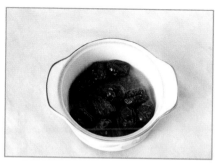

濾液中加入綠豆、大棗、冰糖，繼續煮1小時，至綠豆爛熟。

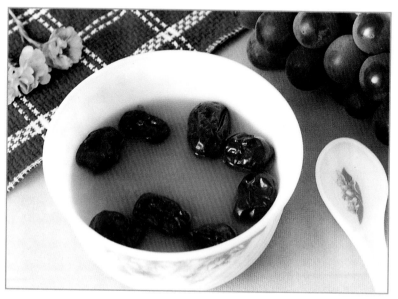

6 海參銀耳湯

配料

水發海參 25 克，銀耳 20 克，料酒、精鹽、味精各適量。

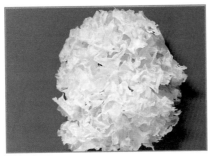

銀耳

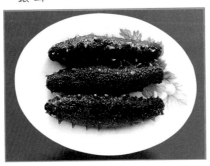

海參能補腎益精，養血潤燥；銀耳具有滋陰潤肺，益胃生津的作用。

製法

將用水發好的海參切成小片；銀耳用溫水泡好，撕成小塊，洗淨，與海參同置開水中燙透，撈出濾乾備用。在鍋中加水適量，放入海參、銀耳、料酒、精鹽，用文火燉10分鐘，加入味精即成。

用法

佐餐服食。

功效

滋陰降火。

主治

適用於高血壓陰虛火旺所致的眩暈、頭痛、面部烘熱、心煩少寐、健忘多夢等症。

來源

經驗方。

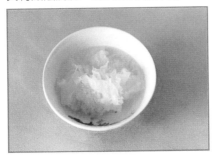

將銀耳洗淨，用溫水泡發，撕成小塊。

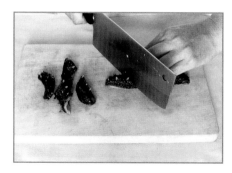

海參洗淨，
發好，切成小
片。

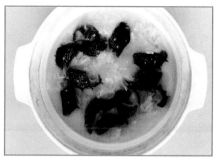

沙鍋中加水，
放入海參、銀
耳、料酒、精
鹽，文火燉10
分鐘，加味精即
成。

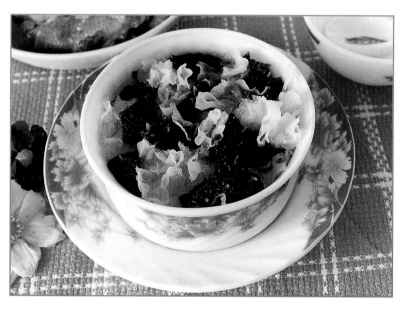

7 枸杞雞丁

配料

雞脯肉250克，枸杞子15克，淨青筍50克。蔥花10克，精鹽2克，醬油10克，植物油150克，濕澱粉15克，醋1克，紹酒10克。

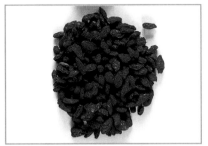

枸杞子

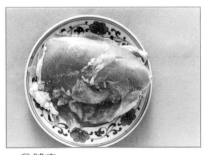

雞脯肉

製法

選用公雞雞脯肉同青筍一同切成丁，青筍丁要小於雞丁。雞丁加精鹽、濕澱粉拌均勻。將醋、醬油、澱粉對成汁待用。枸杞子用溫熱水洗淨晾涼。炒鍋置武火上，下植物油燒至六成熱，下雞丁炒散，加紹酒、青筍炒勻，再加入滋汁炒勻，撒入蔥花、枸杞子炒勻起鍋入盤。

用法

佐餐服食。

功效

滋養肝腎，益氣補虛。

主治

適用於高血壓肝腎虧損所致的眩暈耳鳴、四肢乏力、倦怠易困、體虛氣弱、腰膝酸軟等症。

來源

《本草匯言》。

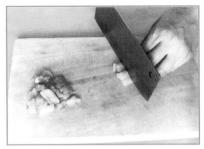

將雞肉洗淨，切丁。

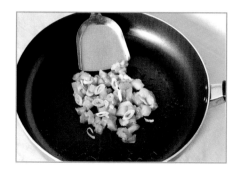

炒鍋加熱，
入油，至油六
成熱時，下雞
丁炒散。

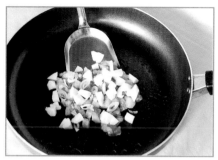

再加入青筍
丁，加湯炒勻
至肉熟，撒入
蔥花、枸杞子
炒勻出鍋。

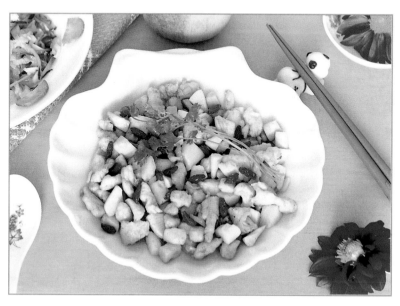

8 核桃枸杞肉丁

配料

　　豬脊肉 200 克，核桃肉 100 克，雞蛋清 1 個，枸杞子 20 克，熟豬油 500 克，紹酒 10 克，精鹽 3 克，蒜片 5 克，味精 1 克，蔥花 5 克，胡椒粉 1 克，薑片 5 克，濕澱粉 30 克。

製 法

　　將豬肉洗淨，切成 1 厘米厚的塊狀，再劃成交叉花紋，然後改切成丁，放入碗內，加鹽、澱粉、蛋清拌勻。另用鹽、紹酒、胡椒麵、味精、濕澱粉同盛於碗內，加鮮湯調滋汁。核桃仁用開水浸泡去皮，切成小丁。枸杞子用溫開水洗淨。核桃肉炸成淺黃色撈起，將油瀝去。另下油 500 克燒熱，放入肉丁，用竹筷撥散，去滑油，留油少許，放入蔥、蒜、薑炒香，再下核桃肉、枸杞子炒勻，烹入滋汁，炒勻入盤。

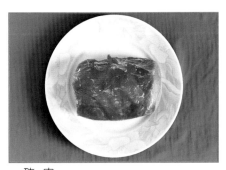

豬 肉

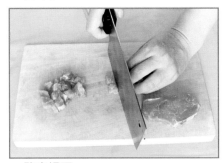

豬肉切丁

用 法

　　佐餐服食。

功 效

　　補益肝腎。

主 治

　　適用於高血壓肝腎陰虧所致的眩暈、耳鳴、腰膝酸軟乏力、倦怠、神疲、急躁易怒等症。

來 源

　　民間驗方。

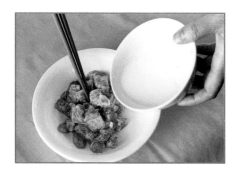

將切好的肉丁放入碗中，加鹽、澱粉、蛋清拌勻。

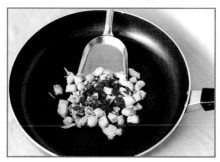

先炸肉丁至熟。留油少許，放入蔥、薑、蒜炒香，再下核桃肉、枸杞子炒勻，烹入滋汁，炒勻入盤。

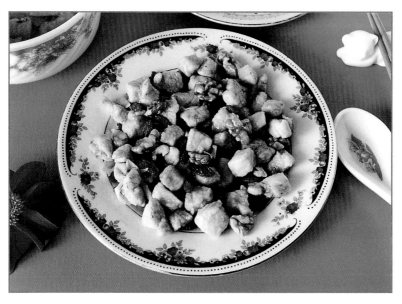

9 淮杞燉牛肉

配料

　　牛肉 500 克，淮山藥 30 克，枸杞子 15 克，桂圓肉 15 克，薑片 10 克，蔥段 10 克，精鹽 5 克，味精 2 克，植物油 50 克，紹酒 20 克。

製法

　　將牛肉洗淨，入開水中燙一下，按牛肉紋理切成 2 厘米厚的塊狀。再將淮山藥、枸杞子、桂圓肉洗淨，放入沙鍋中。炒鍋放武火上燒熱，下植物油，加入牛肉塊爆炒烹入紹酒 10 克，炒勻後放入沙鍋內，薑在上面。沙鍋置火上，加入開水、精鹽、紹酒後，文火燉至牛肉軟爛，取出薑、蔥即可。

用法

　　食肉喝湯。分 3 次服完。

功效

　　補脾胃，益精血。

主治

　　適用於高血壓氣血不足所致的眩暈、耳鳴、面色萎黃、倦怠乏力、心悸氣短等症。

來源

　　經驗方。

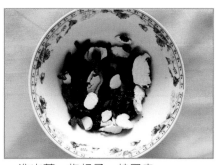

淮山藥、枸杞子、桂圓肉。

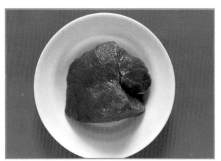

牛肉營養豐富，富含熱量，能補脾胃，益精血。

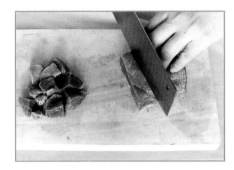

將牛肉切塊。先入鍋中爆炒，加入紹酒，再放入沙鍋。

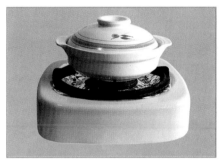

將牛肉、淮山藥、桂圓肉、枸杞子放入沙鍋，燉至肉熟。

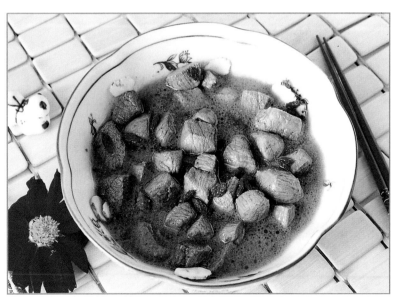

10 胡蘿蔔燒羊肉

配 料

羊腿肉1000克，胡蘿蔔1000克，精鹽10克，味精1克，薑塊20克，蔥白30克，紹酒20克，花椒15粒，八角（大料）1個，乾辣椒2個，醬油10克，胡椒粉1克，熟豬油50克。

製 法

將羊肉洗淨，入開水中煮幾分鐘，放入清水中漂洗乾淨。用刀切成長1厘米見方的塊，薑、蔥洗淨。胡蘿蔔洗淨，切成片。炒鍋置火上，下熟豬油燒至七成熱，放入乾辣椒、花椒炸一下，下羊肉煸炒至變色時，對鮮湯燒開，撇去浮沫，加入薑、蔥，再加花椒、八角、紹酒。改中火燒約30分鐘，移至小火上燒煮至將熟時，加胡蘿蔔燒至爛熟。揀去薑、蔥、八角（大料）、乾辣椒，加入胡椒麵、精鹽、味精調好味即成。

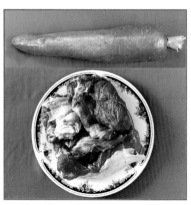
胡蘿蔔、羊肉。

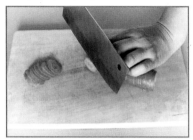
切胡蘿蔔片

用 法

佐餐服食。

功 效

溫暖脾胃，補益肝腎。

主 治

適用於高血壓脾胃肝腎虛損所致的頭目昏眩、畏寒肢冷、腰膝酸軟、倦怠乏力等症。亦可用於貧血、夜盲、肺結核等病症。

來 源

經驗方。

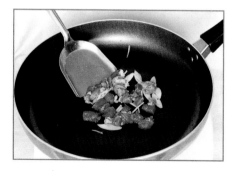

將羊肉洗淨，入開水中煮幾分鐘，切塊。油鍋加熱，下羊肉煸炒至變色時，加鮮湯、調料，中火燒30分鐘。

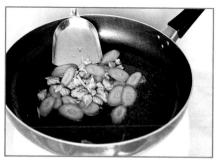

改用小火，加胡蘿蔔燒至爛熟，加精鹽、味精，調味出鍋。

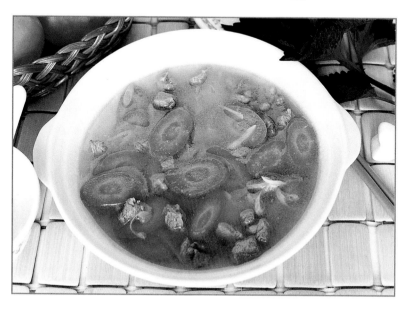

秋季食膳

1　玉米鬚飲

配料

　　玉米鬚30克，冰糖適量。

製法

　　將採集好的玉米鬚洗淨曬乾、煎水，然後加入冰糖。

功效

　　健脾，利水。

主治

　　適用於高血壓引起的水腫。

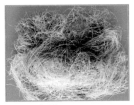
玉米鬚

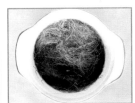
煎煮30分鐘

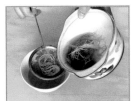
過濾

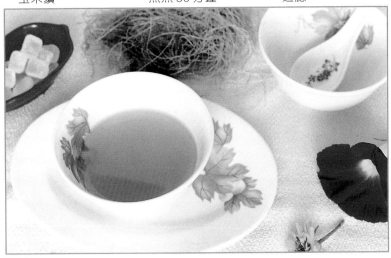

2 胡蘿蔔粥

配 料

胡蘿蔔200克，粳米100克。

製 法

將新鮮胡蘿蔔洗淨後切成塊狀，同粳米下鍋，加水適量，煮粥。

用 法

每日1次。

功 效

健脾化濕消痰。

主 治

適用痰濁中阻所致的頭暈如蒙、胸膈滿悶、腹脹納呆、嘔吐惡心、肢體沉重困乏等症。

來 源

經驗方。

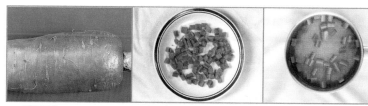

胡蘿蔔　　　　切塊　　　　　煮粥

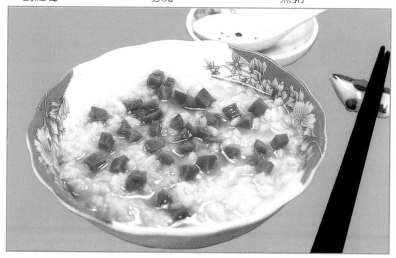

3 紫菜決明飲

配 料

　　紫菜、決明子各15克。

製 法

　　將紫菜、決明子洗淨後，放入鍋內，加水適量，煮沸去渣取汁 即可。

用 法

　　每日1劑，分2次溫服。

功 效

　　紫菜具有化痰軟堅，清熱利水，降血壓的作用；決明子能清肝明目，利水通便。二者合用，可以清解肝熱，平沖肝陽。

主 治

　　適用於高血壓肝火上炎，陽氣上亢所致的頭痛、眩暈、急躁易怒、心煩眠差多夢及每遇惱怒則加重等症。

來 源

　　經驗方。

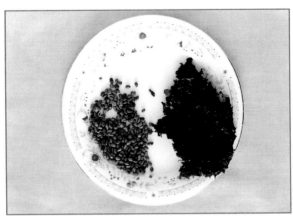

紫菜、決明子。

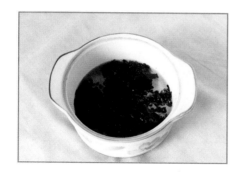

將紫菜、
決明子放入鍋
中。

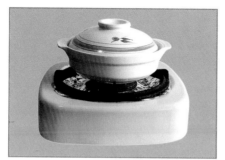

加水煎煮
15分鐘

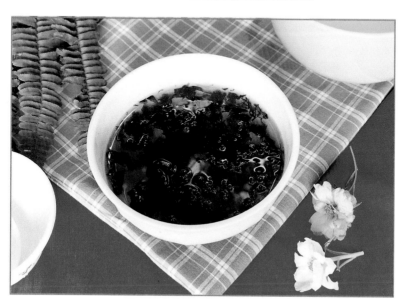

4 海帶決明粥

配 料

海帶 50 克，決明子 30 克，粳米 50 克。

製 法

將海帶用溫水發透，取出切成絲，決明子用紗布包好，同粳米一塊放入鍋中，加水適量，煮沸後改文火慢熬，至粥熟。

用 法

每日 1 次，常服。

功 效

海帶具有清熱利水，軟堅化痰作用；決明子能清肝明目，利水通便。與大米一起，能夠平肝潛陽。

主 治

適用於高血壓肝腎陰虧、肝陽上亢等症。其症見頭痛眩暈，每因勞累則加重或誘發腰酸膝軟、神倦乏力等症。

來 源

經驗方。

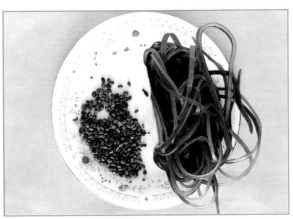

海帶為長壽食品，味道鮮美，營養豐富；決明子能降壓通便。

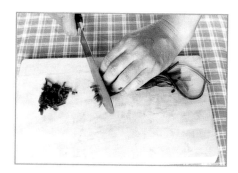

海帶切成絲。

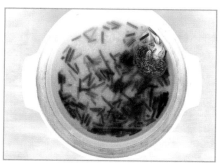

加水煮沸後
改文火慢熬，
至粥熟。

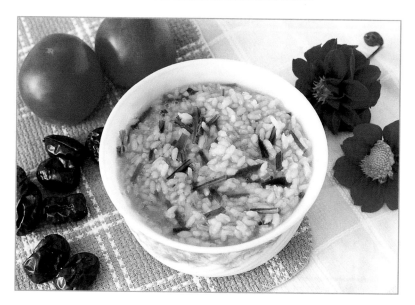

5 決明菊花飲

配 料

決明子15克，野菊花15克，白糖適量。

製 法

將野菊花擇洗乾淨，與決明子共置鋁鍋中，加水適量，置武火上燒沸，文火煎熬20分鐘，濾出藥汁。白糖加入藥汁即成。

用 法

代茶常飲。

功 效

決明子能清熱解毒，降壓通便；野菊花能清肝明目，二者合用可以清肝明目降壓。

主 治

適用於高血壓肝火上炎所致的頭脹痛、視物昏花、眩暈、耳鳴、心煩、急躁易怒、不寐或多夢、口苦、咽乾等症。

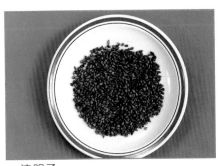

決明子

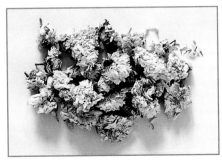

菊 花

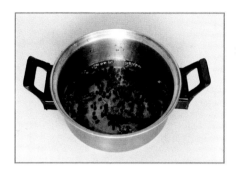

將決明子和野菊花放入鍋中

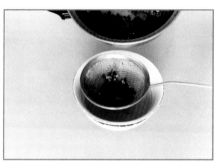

加水煎煮20分鐘

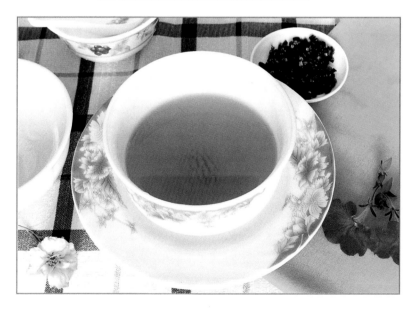

6 參棗茶

配 料

人參5克，大棗15枚，天麻6克，茶葉1克。

製 法

將人參、天麻用冷水浸泡1小時，切成薄片，同洗淨去核的大棗一起放入沙鍋內，加水適量，燉1小時，取湯一大碗，然後加入水再燉，取汁；加水再燉，取汁；三汁合併裝入暖瓶內，渴時以此沖茶葉或煮後直接飲用即可。

用 法

代茶頻服。

功 效

益氣養血，息風定眩。

主 治

適用於高血壓氣血虧虛型的高血壓病，症見眩暈、心悸氣短、倦怠乏力、面色不華、肢體抽搐等。

來 源

經驗方。

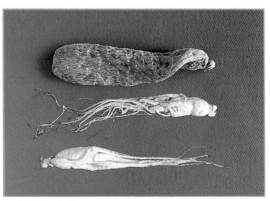

天麻、人參。

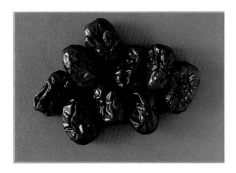

大棗

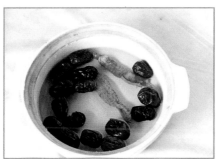

燉 1 小時

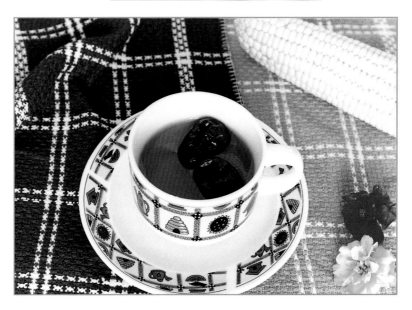

7 紫菜肉片豆腐湯

配 料

　　紫菜15克，豬腿肉30克，嫩豆腐200克，精鹽、黃酒、澱粉芡、香葱適量。

製 法

　　將紫菜撕成小片，先放入湯碗內。將豬肉洗淨，切薄片，加細鹽、黃酒、澱粉芡拌勻。嫩豆腐切厚片，在湯鍋內放一大碗水，先下豆腐加適量的鹽，用中火燒沸湯後，將肉片分散倒入湯內。再開5分鐘，放入香葱，立即端起湯鍋，倒入已放好紫菜的湯碗內，用筷子略拌一下即成。

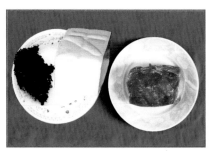

　　紫菜能化痰，軟堅，清熱利尿；豆腐含有多種微量元素，能降低膽固醇，通利小便，保肝和改善心功能。

用 法

　　佐餐服食。

功 效

　　清熱潤肺，軟堅消瘿，降壓化痰、降低膽固醇。

主 治

　　對高血壓病、動脈硬化、甲狀腺腫大、淋巴結核、肺熱痰咳、長期低熱、癌症均有效用。

來 源

　　民間菜譜。

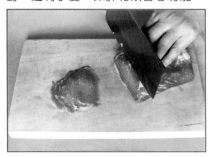

豬肉洗淨，切片。

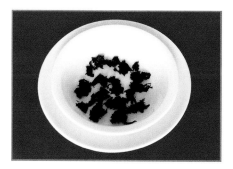

紫菜撕成小片，放入湯碗。

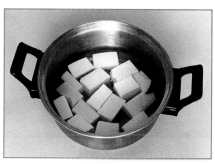

湯鍋中放水，下豆腐及適量鹽，中火煮沸，放肉片煮5分鐘，加調料。倒入放好紫菜的湯碗中。

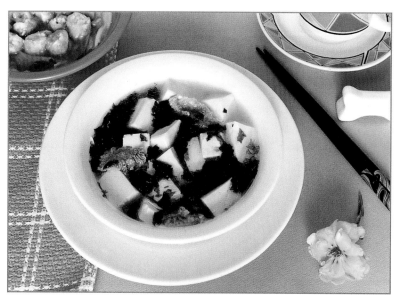

8 三鮮冬瓜湯

配 料

　　冬瓜 500 克，熟火腿 30 克，冬筍、蘑菇各 25 克，葱花、精鹽、味精、胡椒粉、濕澱粉、香油、食用油各適量，雞湯 250 毫升。

製 法

　　將冬瓜切成薄片，再放入沸水鍋內焯至剛熟時即撈起；熟火腿、冬筍、蘑菇切成小薄片，將炒鍋置火上，下油燒至三成熱，放入冬瓜、火腿、冬筍、蘑菇片炒一下，再加入雞湯、精鹽、味精煮沸至軟熟入味，然後用濕澱粉勾芡，再加葱花，淋上香油，推勻起鍋即成。

用 法

　　佐餐服食。

功 效

　　降脂，降壓，減肥。

主 治

　　適用於高血壓、脂肪肝、肥胖病。

出 處

　　《家庭川菜》。

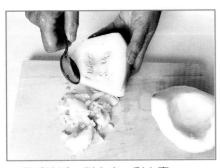

冬瓜洗淨，削去皮，刮去囊。

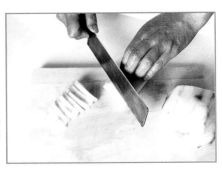

　　然後切成薄片。冬瓜能清熱、利水、消暑、解毒。

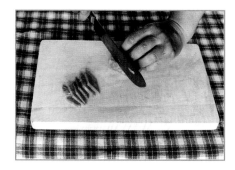

將火腿切成片。火腿雖然味道鮮美，但由於是燻製品，故應少吃。

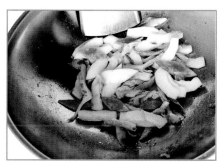

油鍋燒熱，放入冬瓜、火腿、筍、蘑菇。翻炒後，加雞湯、調料，勾芡，出鍋。

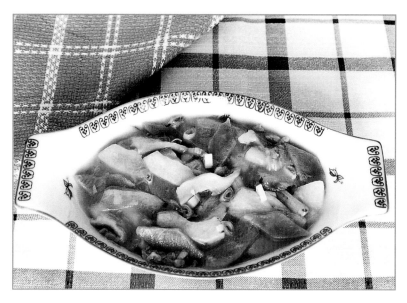

9 甲魚二冬湯

配 料

甲魚一隻約 500 克，天冬 15 克，麥冬 15 克，枸杞子 10 克，百合 10 克，豬火腿 50 克，蔥白、生薑、精鹽、味精、胡椒、黃酒各適量。

製 法

將甲魚用沸水燙死，切去頭、四爪、尾和內臟，洗淨。和天冬、麥冬、枸杞子、百合、火腿、生薑、蔥白、黃酒一同放入沙鍋內，先用武火煮沸，再改用文火慢燉，直至肉爛熟，再加入味精、食鹽、胡椒粉煮 1～2 沸即成。

用 法

食肉、飲湯。

功 效

滋陰養血，補益肝腎。

主 治

適用於高血壓肝腎陰虛所致的頭暈、目眩、潮熱盜汗、咽喉乾痛、耳鳴健忘、五心煩熱等症。

來 源

《中國藥膳大全》。

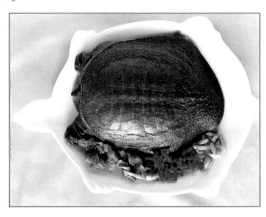

甲魚具有益氣補虛，滋陰養血功效，與補陰藥麥冬、天冬、百合、枸杞子一起，共奏滋陰養血，補益肝腎的作用。

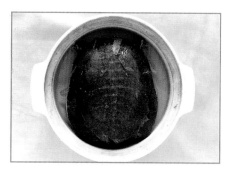

將甲魚用沸水燙死

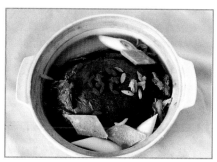

將甲魚、天冬、麥冬、枸杞子、百合、火腿、葱白、黃酒一起放入沙鍋，武火煮沸，文火慢燉，出鍋前加調味品。

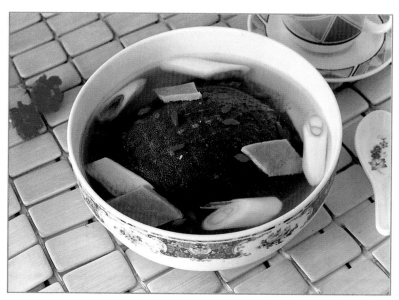

10 芹菜棗仁湯

配 料

鮮芹菜90克，酸棗仁10克。

製 法

將芹菜帶根葉洗淨，切段，同酸棗仁一起放鍋中，加適量的水共煮湯，即成。

用 法

不拘時，常服。

功 效

酸棗仁具有養心安神，潤腸通便作用；芹菜能清熱利水、降壓，二者合用可平肝清熱，養心安神。

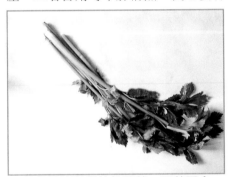

主 治

適用於高血壓血虛失養所致的眩暈、少寐多夢、健忘、心煩易怒等症。

來 源

經驗方。

芹菜是味道鮮美的蔬菜，可藥可食，其中含有的化學物質可鬆弛平滑肌，從而具有良好的降壓通便作用。

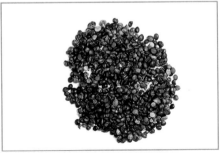

酸棗仁是中藥的一種，含有大量的脂肪油和蛋白質，有鎮靜和催眠作用。

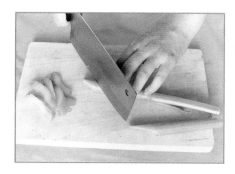

將芹菜擇洗
乾淨，切段。

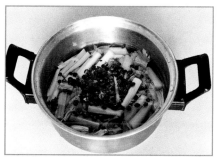

將酸棗仁
洗淨，與芹
菜一起放入
鍋中，煎煮
15分鐘，
加糖調味。

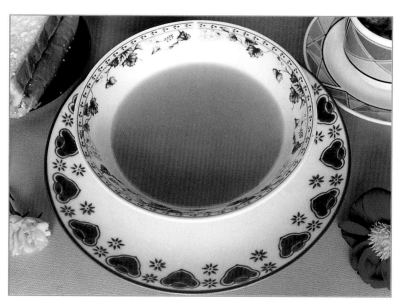

11 決明子粥

配 料

决明子15克，菊花10克，粳米60克，冰糖少許。

製 法

先將決明子放入鍋內，炒至微有香氣，取出、晾涼（現在藥店裏也有炒過的決明子），與菊花一起下鍋煎煮，去渣，取藥液約1000毫升。用藥液煮粳米，粥熟時加冰糖，再煮1～2沸，即可食用。

功 效

平肝明目，潤腸通便。

主 治

適宜於冠心病、高脂血症、高血壓、動脈硬化等症以及大便乾燥者。

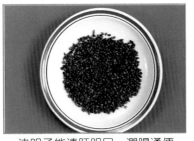

决明子能清肝明目，潤腸通便。

用 法

每次空腹食用1小碗，1周為1個療程。

來 源

《粥譜》。

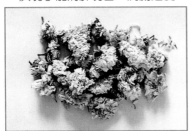

菊花具有疏散風熱，平肝明目，清熱解毒的作用。

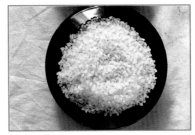

粳 米

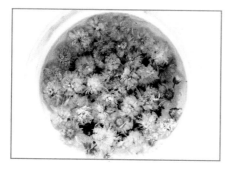

　　將決明子、菊花淘洗乾淨，放入鍋中，加水適量，煎煮15分鐘。注意，不可煮時間過長。

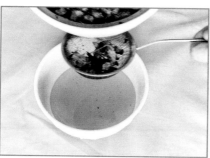

　　將煮好的藥液過濾。用濾液煮粥至米熟。

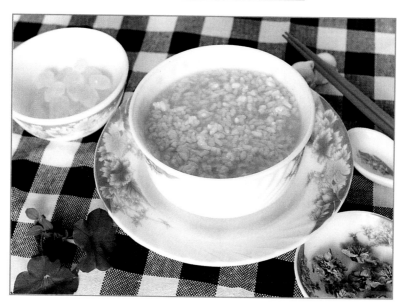

12 甲魚百合紅棗湯

配 料

甲魚一隻（250克左右），百合30克，大棗10克，冰糖適量。

製 法

將甲魚用熱水燙死，去甲和內臟，洗淨，用沙鍋盛入，放置火上，以武火燉煮，沸後再放入大棗、百合，繼續以文火燉煮，直至甲魚肉熟爛，藥物煮透為止。最後加入少量的冰糖即成。

用 法

喝湯，吃肉、棗，每日1劑，每周2～3次。

功 效

甲魚具有益氣補虛，滋陰養血作用；百合能養陰、潤腸、止咳，清心安神；大棗補脾和胃，三者合用，可滋陰養血定眩。

主 治

用於虛不能養竅所致的眩暈、心悸、面色少華等症。

來 源

民間驗方。

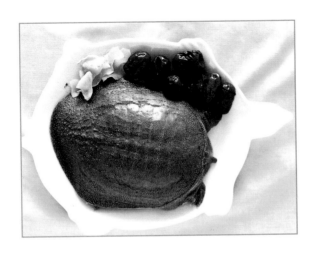

甲魚為大補之品，目前養殖較多，因其較為滋膩，一般不宜多吃，脾胃陽虛，有內熱之人、消化不良及孕婦忌食。

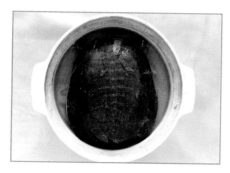

將甲魚用熱水燙
死，去頭足、內
臟。

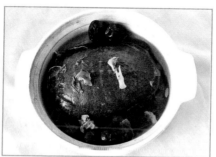

將甲魚、百
合、大棗放入
沙鍋，文火燉
至甲魚肉熟
爛。

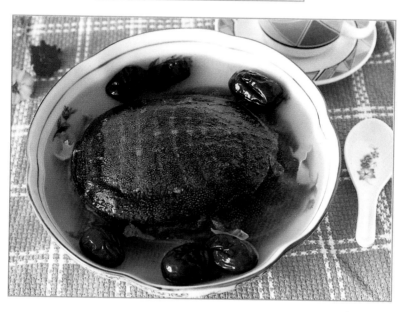

高血壓病的四季食膳 / 87 •

冬季食膳

1 芹菜紅棗飲

配料

芹菜 250 克，大棗 2 枚。

製法

將芹菜洗淨切段和大棗一同放入鍋內加水適量，煎煮30分鐘即可。

用法

每日 1 劑，分 3 次飲完，大棗吃掉。

功效

平肝降逆。

主治

適用於高血壓肝陽上亢所致的頭痛、眩暈、心煩易怒，每因煩勞或惱怒則加劇，及腹脹、納差、便溏、倦怠乏力等症。

來源

經驗方。

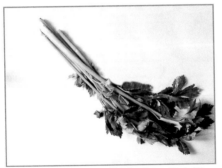

芹菜清熱平肝，健胃下氣，利小便。常食芹菜，可以增進食欲，促進血液循環，還能健腦。

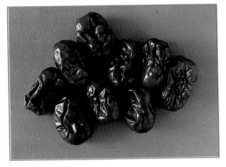

大棗中富含各種營養，能益氣安神，並有保護肝臟、增強肌力的作用。

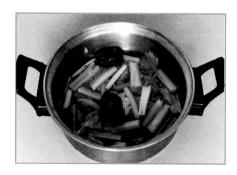

將芹菜與大棗
放入鍋中

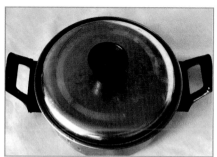

加水煮30分
鐘

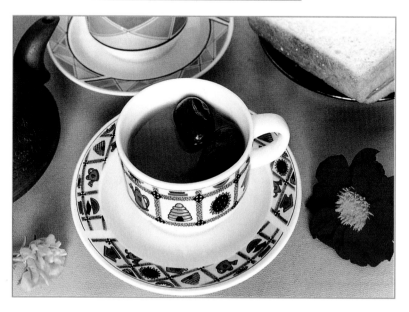

2 杜仲腰花

配料

杜仲12克，豬腰子250克，紹酒25克，蔥50克，味精1克，醬油50克，醋2克，豆粉20克，大蒜10克，生薑10克，食鹽5克，白糖3克，花椒1克，色拉油100克。

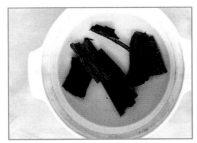

煎煮杜仲

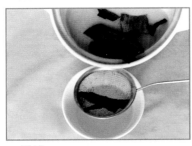

過濾

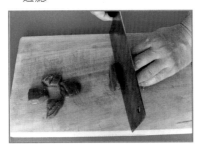

切腰花

製法

豬腰子一剖為兩，片去腰臊筋膜，切成腰花；杜仲加清水，熬成濃汁50毫升。薑蔥洗淨，薑切指甲片，蔥切段待用。 用杜仲汁一半，加入紹酒、豆粉各15克，食鹽適量，調拌腰花；再以白糖、味精、醋、醬油和豆粉5克對成滋汁待用。 將鍋置旺火上燒熱，倒入色拉油，至八成熱時，放入花椒，投入腰花、蔥、薑、蒜，快速炒散，再沿鍋倒入滋汁，翻炒均勻起鍋即成。

用法

佐餐服食。

功效

補肝腎，降血壓。

主治

適用於高血壓肝腎陰虛所致的眩暈、頭痛、心悸耳鳴、腰膝酸軟、夜間多尿等症。

來源

民間菜譜。

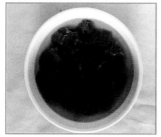

泡去臊味

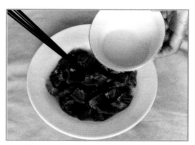

對汁

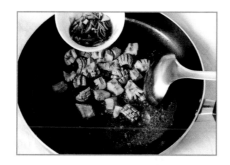

炒鍋加熱，放油，油熱時放入腰花、蔥、薑、蒜，快速翻炒，倒入滋汁，出鍋。

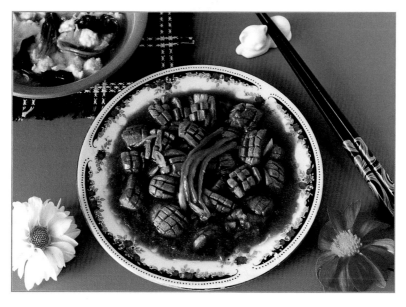

3 歸芪天麻雞

配 料

　　黃芪100克，當歸20克，天麻20克，子母雞1隻（約1500克），紹酒30克，味精3克，胡椒3克，食鹽3克，生薑、蔥適量。

製 法

　　將雞殺後去毛除內臟洗淨，剁去爪，放入沸水焯透撈出，再放涼水洗淨，瀝去水；當歸洗淨，視其大小順切幾刀；生薑、蔥洗淨，薑切片，蔥切段；天麻潤軟切片。天麻、黃芪、當歸由雞的褸部裝入腹內，然後放入蒸盆內，擺上薑片、蔥段，注入清湯，加入食鹽、紹酒、胡椒粉，用濕綿紙將蒸盆口封嚴，隔水用武火蒸2小時取出。揭開封口綿紙，揀出薑片、蔥段，加入味精即成。

用 法

　　佐餐服食。

功 效

　　補氣活血，祛風通絡。

主 治

　　適用於高血壓氣血虧虛，肝風內動所致的眩暈、心悸、精神不振、面色淡白、唇甲不華等症。

來 源

　　經驗方。

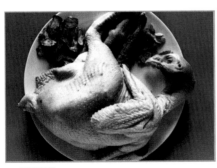

子母雞

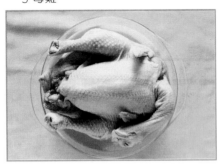

將雞隻用沸水焯一下

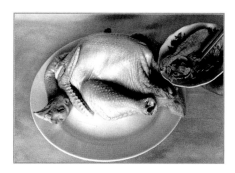

將當歸、天麻洗
淨，放入雞腹中，
放入蒸盆加蔥、薑
及調味品。

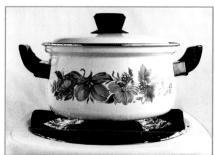

將處理好的
雞隔水蒸2小
時

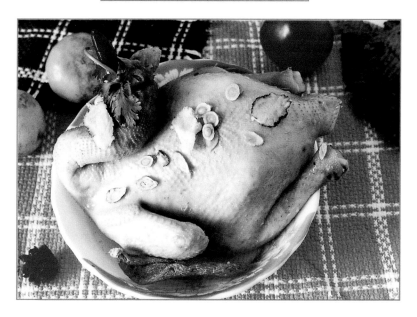

4 胡蘿蔔炒瘦肉片

配料

　　胡蘿蔔250克，豬腿瘦肉100克，植物油、精鹽、黃酒、葱各適量。

製法

　　將胡蘿蔔洗淨，切成薄片。豬肉洗淨切片，用刀背將肉片拍鬆，然後加精鹽、黃酒適量拌勻備用。用旺火燒紅鍋，先倒入胡蘿蔔乾炒，大約炒10～15分鐘，至八成熟，盛碗。起油鍋，放植物油3匙，用旺火燒熱油後，倒入肉片，再倒入胡蘿蔔，加精鹽、黃酒少許。待燒至酒出香味時，加水燜燒4～5分鐘。再加水，再燜燒，如此3～4次。每次加水量2匙，不能多放水。燜燒7～8分鐘後撒入葱花，裝碗。

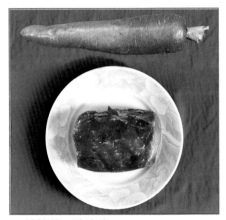

胡蘿蔔、豬瘦肉。

用法

　　佐餐服食。

功效

　　補中益氣，降壓明目。

主治

　　適用於高血壓及肺癌等症。

來源

　　經驗方。

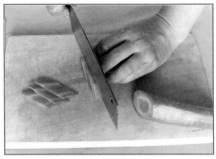

將胡蘿蔔洗淨，切片。

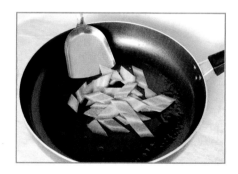

旺火燒紅鍋，
倒入胡蘿蔔片乾
炒，炒至八成
熟，取出。

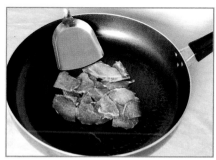

　炒鍋放油，
油熱後倒入肉
片，再倒入胡蘿
蔔片，加水燜燒
5分鐘，再加水
燜燒至入味，出
鍋。

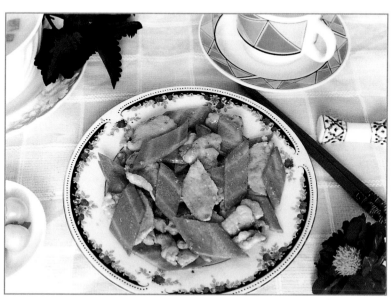

5 紅杞蒸雞

配 料

枸杞子20克，母雞一隻（約1000克），紹酒、胡椒粉、生薑、蔥白、味精、食鹽各適量。

製 法

將母雞宰殺後，泡入60℃的溫水中，拔去毛，除去內臟，洗淨。將蔥白切成段，薑切片備用。將母雞放入鍋內，用沸水焯透，撈出後放在涼水中洗乾淨，瀝盡水分，將枸杞子裝入雞腹內，然後放入湯碗中，將蔥、生薑放入湯碗中，加入清湯、食鹽、料酒、胡椒粉，裝盆蓋好，在武火上蒸2小時取出。揀去薑片、蔥段不用，放入味精即成。

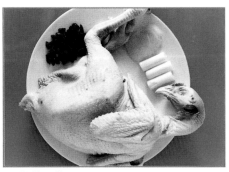

母雞一隻

用 法

佐餐服食。

功 效

滋補肝腎，平肝息風。

主 治

適用於高血壓肝腎陰虛所致的眩暈耳鳴、心煩不寐、腰膝酸軟、神疲乏力等症。

來 源

《四川中醫》。

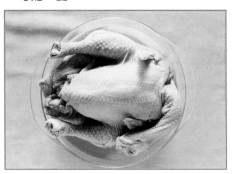

將雞隻用沸水焯一下

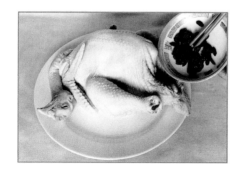

將枸杞子放入
雞腹，再放入湯
碗中，加清湯、
鹽、料酒。

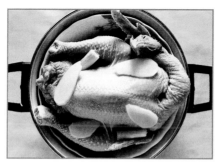

隔水蒸２小時

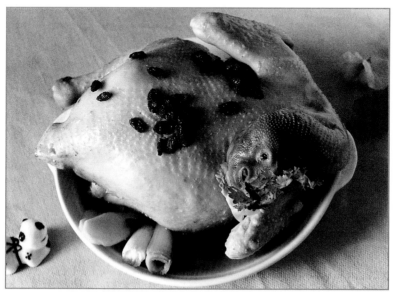

6 花菇筍湯

配 料

　　梅花菇（或冬菇）30克，冬筍60克，料酒、食鹽、味精、花椒、澱粉、香油、生薑、肉湯各適量。

製 法

　　將梅花菇洗淨泡好，冬筍洗淨，入小鍋內焯透切片備用。在鍋內加入肉湯、料酒、味精、食鹽、花椒、薑片，用武火燒開後，取出薑片，放入冬菇、冬筍，繼續燒開鍋後，改用文火煨5分鐘，用澱粉勾芡，出鍋後淋上香油即成。

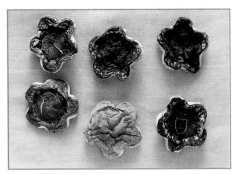

梅花菇

用 法

　　佐餐服食。

功 效

　　補中益氣，生津止渴，清熱利水，息風定眩。

主 治

　　適用於高血壓氣血兩虛型眩暈，也可治療浮腫、消渴、腎炎等症。

來 源

　　經驗方。

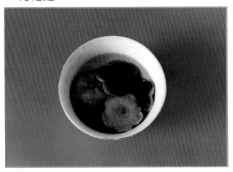

　　梅花菇是一種特殊的食用菌，與冬菇吃法基本相同，成分也差異不大。

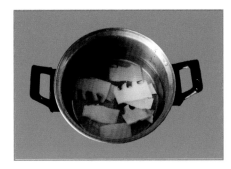

冬筍洗淨，放入
鍋中焯透。

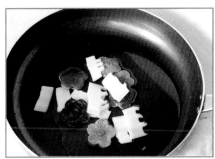

在鍋內加入肉湯、
料酒、味精、食鹽、
花椒、薑片，用武火
燒開後，取出薑片，
放入冬菇、冬筍，繼
續燒開鍋後，改用文
火煨 5 分鐘，用澱粉
勾芡，出鍋後淋上香
油即成。

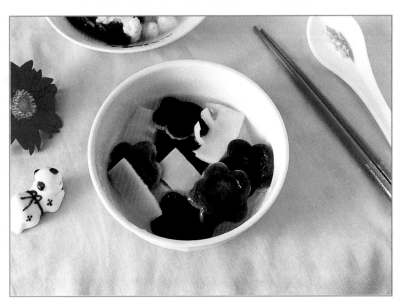

7 大棗冬菇湯

配 料

　　大棗15枚，乾冬菇15個，生薑、植物油、料酒、食鹽、味精、胡椒粉各適量。

製 法

　　先將乾冬菇洗淨泥沙；大棗洗淨去核。然後將大棗、冬菇、生薑、食鹽、胡椒、料酒、味精、植物油一起放入蒸碗內，蓋嚴，隔水蒸2小時即成。

用 法

　　佐餐食用。

功 效

　　益氣補血，開胃降壓。

主 治

　　適用於高血壓各種虛症、食少、高血壓病、冠心病、癌症及胃、十二指腸潰瘍等症。

來 源

　　經驗方。

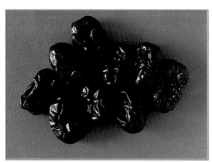

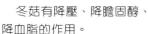
大棗能補中益氣，並有保肝健脾的作用。

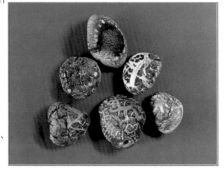

冬菇有降壓、降膽固醇、降血脂的作用。

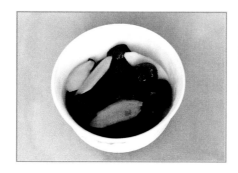

將洗淨的大棗、
泡好的冬菇放入碗
中，加清水、食
鹽、生薑。

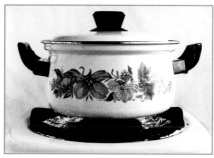

放入鍋中
蒸1小時

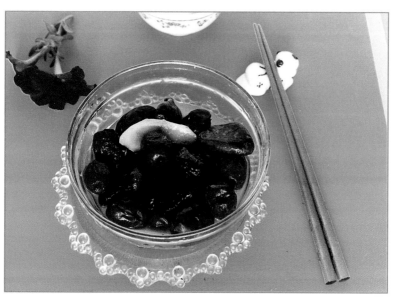

8 甲魚芪棗湯

配 料

　　甲魚一隻約500克，黃芪30克，大棗20克，料酒、生薑、食鹽各適量。

製 法

　　將鮮活甲魚宰殺後，用沸水燙一下，同黃芪、大棗共入鍋中，加水適量，大火燒開。 加入適量的料酒、食鹽、生薑，改用小火慢燉2小時，至甲魚肉酥爛即成。

用 法

　　喝湯、食肉、吃棗。

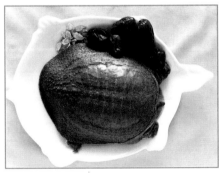

甲魚、大棗、黃芪。

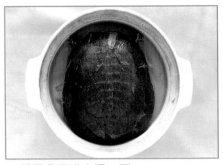

將甲魚用沸水燙一下

功 效

　　甲魚益氣補虛，滋陰養血；黃芪補中益氣，托毒生肌；大棗能補脾益胃，三者合用可以補氣養血，滋陰補虛。

主 治

　　適用於高血壓氣血兩虛所致的眩暈、倦怠、食少、面色萎黃不華、身體消瘦等症。

來 源

　　經驗方。

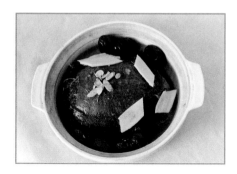

將甲魚與黃芪、
大棗共入鍋中，加
水適量。

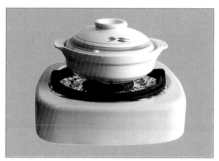

大火燒開，
加適量料酒、
食鹽、生薑，
小火燉 2 小
時，至甲魚肉
爛熟。

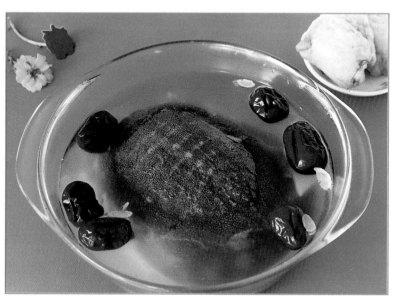

9 人參歸芪羊肉湯

配 料

　　人參10克，黃芪30克，當歸20克，生薑40克，羊肉500克，胡椒、大料、蔥花、食鹽、味精等調味品各適量。

製 法

　　將當歸、生薑切片；黃芪切碎以潔淨紗布包好；人參烘乾研成細粉末；羊肉剔除筋膜，入沸水中燙一下，取出後晾涼，切成塊狀，備用。羊肉塊和諸藥同時放入鍋中，加適量的水，用武火煮沸，後改用文火，加入生薑、胡椒、大料、食鹽、蔥花繼續煮至羊肉酥爛。加入味精即可。

用 法

　　食肉、喝湯。

功 效

　　補氣血，和陰陽，止疼痛。

主 治

　　適用於高血壓氣血兩虧所致的眩暈、頭痛、面色不華、倦怠、乏力、食少困倦等症。

來 源

　　經驗方。

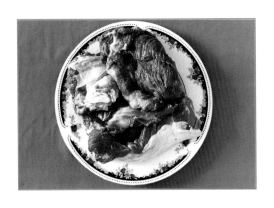

羊肉性溫，能補氣禦寒，冬天吃羊肉能增加機體熱量。

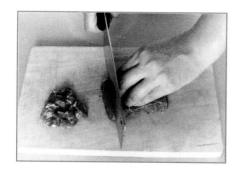

將羊肉洗淨，剔除筋膜，入沸水中燙一下，切成小塊。

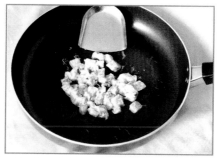

將羊肉和藥材一起放入鍋中，加適量水，武火煮沸，改用文火，加生薑、胡椒、大料及調料，煮至肉爛。

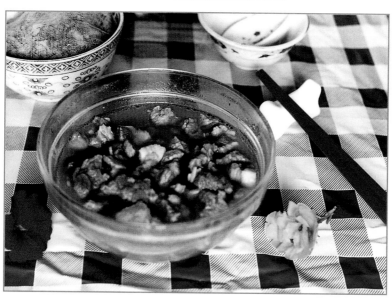

10 生薑羊肉湯

配 料

羊肉150克，當歸、生薑各15克。

製 法

當歸、生薑洗淨後順切成大塊；羊肉洗淨後入沸水燙一下除去腥味，撈出晾涼，切成條狀備用。再將羊肉放入沙鍋內，同時加入生薑、當歸，加水適量用武火煮沸，去掉浮沫，改用文火燉約2個小時，至肉酥爛即成。

用 法

吃肉、喝湯。每次趁空腹熱 服一小碗，連用5日左右。

功 效

補氣養血。

主 治

適用於高血壓氣血虧虛所致的眩暈，動則益甚、靜則稍 止、面色萎黃、倦怠乏力、食少便溏、腹痛欲按等症。

來 源

《傷寒雜病論》。

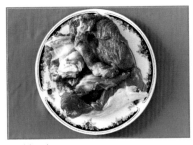

羊 肉

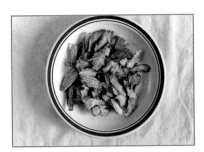

當 歸

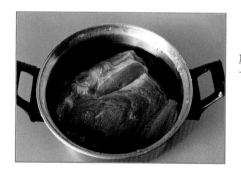

將洗淨的羊肉
放入沸水燙一
下，除去腥味。

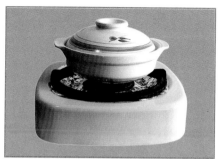

將羊肉放
入沙鍋內，
再配以其他
配料。

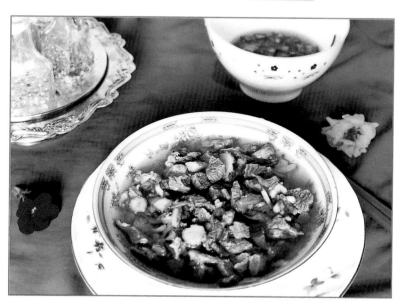